EL MÉTODO GABRIEL

Jon Gabriel

El Método Gabriel

Transforma tu cuerpo
sin hacer dieta

URANO
Argentina – Chile – Colombia – España
Estados Unidos – México – Uruguay – Venezuela

Título original: *The Gabriel Method – The Revolutionary Diet-Free Way to Totally Transform Your Body*
Editor original: Atria Books –Beyond Words
Traducción: María Isabel Merino

La información presentada en esta obra es simple material informativo y no pretende servir de diagnóstico, prescripción o tratamiento de cualquier tipo de dolencia. Esta información no sustituye la consulta con un médico, especialista o cualquier otro profesional competente del campo de la salud. El contenido de la obra debe considerarse un complemento a cualquier programa o tratamiento prescrito por un profesional competente de la medicina. El autor y el editor están exentos de toda responsabilidad sobre daños y perjuicios, pérdidas o riesgos, personales o de cualquier otra índole, que pudieran producirse por el mal uso de la información aquí proporcionada.

Copyright © 2008 by Jon Gabriel
All Rights Reserved
© 2009 de la traducción *by* María Isabel Merino Sánchez
© 2009 *by* Ediciones Urano, S. A.
Aribau, 142, pral. – 08036 Barcelona
www.edicionesurano.com

ISBN: 978-84-7953-728-9
Depósito legal: NA-3431-2009

Fotocomposición: PACMER, S. A. – Alcolea, 106-108, 1.º – 08014 Barcelona
Impreso por: Rodesa, S. A. – Polígono Industrial San Miguel
Parcelas E7-E8 -31132 Villatuerta (Navarra)

Impreso en España – *Printed in Spain*

Para Inge

Un niño llega a este mundo trayendo regalos.
Los regalos que me has dado superan
en mucho mi imaginación más desbordante.

Índice

Parte III
TENSIONES FÍSICAS
QUE ACTIVAN LOS PROGRAMAS FAT

Parte IV
FUERZAS POSITIVAS
QUE HACEN QUE TU CUERPO
QUIERA ESTAR DELGADO

Parte V
CÓMO HACER QUE SEA UNA REALIDAD
PARA TI

Agradecimientos

Después de haber escrito y vuelto a escribir página tras página, ahora me parece que los párrafos siguientes son los más difíciles. Siempre que intento expresar mis sentimientos sobre el amor y el apoyo que he recibido de tantos amigos y miembros de la familia, me vence la emoción.

Así que dejadme que diga simplemente gracias a

Sharon Humphreys, Xavier Waterkeyn, Rafael Nasser, Hilary Gans, Jack Strom; Uziel Silber, Eli Catalan, Ayesha Fletcher, Susan Correia, Chris y Angelika Hill, Khaliah Ali, Daphne Goldberg, An Soutar, Jeremy Longley, Jacqui Hellyer, Jude Tulloch, Anne Grieves, Alex Van Galen, Michelle Shilkin, Jasmine Jones, Clare Calvet, Robin Moran, Nancy Packs, Roydn Sweet, Louise Anderton, Nancy Nasser, James Nasser, Robert y Dongmei Peng, Phan, SP, Graham Hodges, Ashrita Furhman, Ananda Moy Ma, Lakshmi, y Jennifer, Michelle, Joseph, Ethel y Leonard Abrams.

No tengo palabras para expresar mi gratitud como es debido.

También deseo agradecer los servicios profesionales de Tobin Dorn, Kelly Jones, Artha Holmes, Design Images, Denise Teo, Allen Cornwell, Courtney Durham, Lindsay Brown, Marie Hix, Cynthia Black, Mellisa Radman, Greg Dinkin, Lyn Savage y Grant Lewers.

Y mi agradecimiento especial para Emma, Debra, Nari, Ruth, Helmi, Lisa y Oona por crear fluidez en todos los campos de mi trabajo y mi vida.

INTRODUCCIÓN

Mi propia transformación

El Método Gabriel es un sistema,
nuevo y revolucionario, SIN DIETAS,
para ponerte en forma, haciendo que tu cuerpo
quiera estar delgado.

Recuerdo claramente el momento que cambió mi vida para siempre. Fue en agosto de 2001. Pesaba 186 kilos. En los doce años anteriores había engordado más de 90 kilos.

Acababa de tomar la salida de Paramus/River Edge, en la carretera 4, en Nueva Jersey. Mientras salía, una idea me golpeó como si fuera un rayo: «Mi cuerpo quiere estar gordo y, mientras quiera estar gordo, no hay nada que yo pueda hacer para perder peso». Me metí en la calle lateral más cercana y me quedé allí, sentado en el coche.

No pude pensar en nada más durante los siguiente veinte minutos.

A lo largo de los doce años en los que aumenté 90 kilos, lo probé todo para perder peso, incluyendo todas las dietas habidas y por haber, desde dietas bajas en grasas hasta dietas bajas en carbohidratos y todo lo que hay entre las dos. Pasé tiempo en el instituto Nathan Pritikin, de California y con el mismísimo doctor Atkins, ahora fallecido, en Nueva York.

Me gasté más de tres mil dólares con el doctor Atkins y, al final, lo mejor que hizo fue chillarme por estar tan gordo. También gasté pequeñas fortunas en todas las curas holísticas concebibles y todos los tratamientos alternativos para la salud disponibles. No importaba lo que hiciera, mi cuerpo continuaba aumentando de peso.

Todas las dietas o programas que emprendía seguían, exactamente, el mismo modelo. Empezaban obligándome a contar algo —calorías, grasas, carbohidratos, sal, lo que fuera— y me daban una lista de lo que no podía comer. Seguía la dieta al pie de la letra. Por lo general, al principio, perdía peso rápidamente, pero luego el ritmo de pérdida de peso empezaba a hacerse más lento. Finalmente, dejaba de adelgazar por completo. Llegado a ese punto, hacía dieta, no para perder peso sino simplemente para mantener el que ya tenía.

Durante todo el tiempo, mis ansias de la comida que no me estaba permitida aumentaban. Desalentado y con el ánimo por los suelos, había veces en que estaba demasiado agotado para seguir luchando contra mis deseos y me daba una tremenda comilona. Recuperaba en cuestión de días el peso que me había costado un mes o más perder. Unas semanas después pesaba, invariablemente, entre cinco y siete kilos más que al empezar la dieta.

No importaba lo que hiciera para perder peso, mi cuerpo luchaba contra mí con uñas y dientes, y al final siempre ganaba. Después de años de darme de cabeza contra la pared y tratar de obligarme a perder peso, tuve que admitir que, mientras mi cuerpo quisiera estar gordo, no había nada que hacer.

A partir del momento en que me di cuenta de esto, renuncié para siempre a hacer dieta. Decidí que, en lugar de obligarme a perder peso contra la voluntad de mi cuerpo, intentaría averiguar *por qué* mi cuerpo quería estar gordo.

Así que inicié la búsqueda de respuestas reales. Pasé horas cada día aprendiendo todo lo que pude de bioquímica, nutrición, neurobiología y psicología. En la década de 1980 asistí a The Wharton School of Business, en la Universidad de Pensilvania. Mientras estaba en Wharton, empecé a interesarme mucho por la bioquímica e hice toda una serie de cursos de biología. También hice un año de investigación sobre la síntesis del colesterol con el doctor José Rabinowitz, en el hospital para Veteranos de Filadelfia. Esto me dio una base lo bastante sólida en bioquímica para comprender todos los estudios actuales sobre la obesidad.

Me leía veinte o treinta informes de investigación al día y, después de haber leído varios cientos —tal vez un millar—, no tardé en convertirme en experto en las más avanzadas investigaciones sobre la química de la obesidad y la pérdida de peso. También estudié meditación, hipnosis, programación neurolingüística, psicolingüística, Terapia del Campo del Pensamiento (TFT son sus siglas en inglés), tai chi, chi kung, y el campo de la investigación de la conciencia. Incluso estudié física cuántica. Estaba convencido de que las respuestas estaban en algún lugar, en el espacio que separa la mente del cuerpo.

Pero sobre todo, empecé a estudiar mi propio cuerpo. Dejé de verlo como el enemigo que se negaba a escucharme. Comprendí que el problema no era mi cuerpo, sino que yo no entendía cómo hacerlo funcionar. Desde ese momento, empecé a prestarle muchísima atención. También dejé de imponerme a él y obligarlo a hacer algo en contra de su voluntad. Por el contrario, me dediqué a estudiarlo y, como resultado, comencé a aprender de él.

Como era un estudiante receptivo, mi cuerpo llegó a ser un maestro muy eficaz. Me enseñó por qué quería estar gordo y qué tendría que hacer yo para que él quisiera estar delgado.

En cuanto comprendí que había razones para que mi cuerpo quisiera estar gordo, dejé de hacer dieta. ¿Qué sentido tenía, si la dieta no iba a solucionar el problema? Más tarde averigüé que las dietas no sólo no dan resultado, sino que si tu cuerpo ya quiere estar gordo, lo único que conseguirán será hacer que quiera estar más gordo.

Renunciar a las dietas para siempre fue lo más grande y liberador que he hecho nunca.

Detestaba hacer dieta.

Detestaba estar tan obsesionado con la comida y tratar cada señal de hambre como una batalla que tenía que librar. Detestaba clasificar cada día según lo bien que me había portado: «¡Sí, hoy he sido bueno!» O, en un mal día: «Vale, hoy esto va mal, pues ve a por todas. Vete a la tienda y compra todos los pasteles, galletas, bizcochos de chocolate y todos los sabores de helado que haya. No, chocolate no. Tiene demasiadas calorías. Coge ése que no tiene grasas; el de vainilla con plátano. Y ya que estás, podrías probar también el de fruta de la pasión y el de melocotón. ¡Bah, a la mierda! Ya que vas a comprar todo eso, igual puedes comprar un helado de verdad, con chocolate, nueces, bizcocho y dulce de leche, en tamaño doble. Pero no te lleves sólo ése, porque un día es un día y, puestos a hacer, también podrías comprar el otro que hace mucho tiempo que te mueres de ganas de probar».

La dieta y el atracón eran mi manera de vivir, pero cuando comprendí la situación, renuncié a todo eso. Lo abandoné y dejé de tener días buenos y días malos; dejé de tratar cada punzada de hambre como una batalla. Si tenía hambre, comía, y si no tenía hambre, no comía. Si quería algo con el doble de lo que fuera, lo tomaba. Daba un bocado o dos o diez o me lo comía todo. Como ya no llevaba la cuenta, me daba igual. También vi que muchas otras personas no cuentan lo que comen. No prestan atención y, sin embargo, nunca aumentan ni medio kilo. Yo digo que son «naturalmente delgados».

Como es natural, los delgados no tienen una relación disfuncional con la comida. No tienen días buenos y días malos. No hay cosas que no puedan comer. Comen lo que quieren, siempre que quieren. No se preocupan por lo que es mejor para ellos. No les importa. Sencillamente, comen cuando tienen hambre y ya está... Final de la historia.

Así que empecé a vivir de esta manera. Empecé a vivir como si fuera una persona naturalmente delgada; comía lo que quería, siempre que quería, pero con una diferencia: me aseguraba de incorporar ciertos alimentos que sabía que contenían los nutrientes que mi cuerpo necesitaba, en una forma que pudiera digerir y asimilar.

Al principio, los alimentos que ansiaba eran los mismos. Seguía tomando un montón de comida basura como efecto de rebote por haberme negado tantas cosas, tanto tiempo. No obstante, esto cambió gradualmente, y empecé a desear no sólo menos cantidad de comida, sino también alimentos más sanos. Ahora, si mi cuerpo tiene hambre, la tiene por alguna razón. La clase de alimentos que mi cuerpo ansía son frutos frescos y ricas ensaladas, llenas de color. La comida que antes veía como una tarea pesada o un castigo, ahora me sabe más rica que todo lo que comí en mis quince años de caprichos y de una vida de excesos, en Nueva York.

Mis gustos se han transformado por completo. La mayoría de lo que ansiaba no era realmente comida. No era más que azúcar y sabores artificiales. Prácticamente, lo único que me metía en el cuerpo eran calorías vacías. Es decir, en realidad, una de las razones de que siempre tuviera hambre era que *me moría de hambre de nutrientes.*

Estaba matando de hambre a mi cuerpo. Como no podía utilizar lo que yo comía, no estaba satisfecho y seguía sintiendo hambre. Por mucho que yo comiera, mi cuerpo no recibía nutrición, porque en lo que yo comía, no había nada que lo nutriera. Imagina que sólo alimentas a un bebé con soda. Esto es lo que se me ocurre cuando pienso en aquel periodo de mi vida.

El bebé necesitaba leche materna y yo le daba cola. ¿Qué otra cosa podía hacer sino llorar y llorar? Tenía que hacer algo. Tenía que pedir más de lo que yo le estuviera dando; era su única opción. Aunque pesaba más de ciento ochenta kilos y aunque había días en que ingería más de cinco mil calorías, a pesar de todo me estaba muriendo de hambre, nutricionalmente hablando.

Mi cuerpo estaba en un modo de hambre perpetua, pese a un suministro, al parecer infinito, de comida vacía de nutrientes, y pese a cargar con comida de reserva, en forma de grasas, en exceso, suficiente para durarme las tres vidas siguientes.

Y no era sólo mi cuerpo el que pasaba hambre. Mataba de hambre todos los aspectos de mi vida. Me estaba sometiendo a una hambruna mental, emocional y espiritualmente. No escuchaba ni seguía lo que me decía el corazón. Vivía de acuerdo a una idea preconcebida de cómo se suponía que tenía que ser mi vida. El corazón me decía que siguiera una dirección del todo diferente, y yo no lo escuchaba. Por el contrario, constantemente trataba de protegerme contra todos los cambios que el corazón me pedía que hiciera. Como resultado, mi alma se estaba muriendo de hambre, porque me privaba de las experiencias que mi alma quería tener en esta vida.

Me pasaba todo el tiempo trabajando en el interior de un edificio, en la ciudad de Nueva York, cuando lo que yo quería era estar en medio de una naturaleza limpia y sin estropear. Estaba atascado en un despacho, de las nueve a las cinco, cinco días a la semana y, durante la mayor parte del día, sólo veía luz fluorescente, olía moquetas industriales y oía los mismos bips, timbrazos y arengas de venta que llevaba oyendo, cada día, desde hacía quince años. No me moría de hambre por falta de nutrientes, me moría por falta de vida.

En lo más profundo de mi corazón, quería estar en otro lugar.

Pero, ¿qué podía hacer? Ganaba dos o tres veces más, como agente de bolsa, que en cualquier otra cosa que pudiera hacer. Además, necesitaba el dinero, porque tenía tres hipotecas, dos coches en *leasing*, y trece tarjetas de crédito que estaban casi al límite. Estaba encerrado en la oficina, encadenado a mis compromisos y obligaciones económicas con lo que, en los negocios, llamamos «esposas de oro». Estaba encerrado bajo llave en mi vida, y no iba a poder liberarme fácilmente.

Pero, por fin, cuando empecé a escuchar atentamente a mi cuerpo, fui capaz de oír mi corazón. Por vez primera podía oír que mi corazón me decía que me estaba ahogando. Pero, como no tenía ningún plan en mente, lo único que podía hacer era escuchar y soñar.

Aunque no tenía ni el valor ni la fuerza para cambiarla, mi vida estaba destinada a cambiar de manera radical.

Un mes después de haberlo comprendido, estaba previsto que volara a San Francisco para lo que podía acabar siendo una de las reuniones de negocios más importantes de mi vida. Me iba a reunir con una importante compañía de agentes de bolsa para discutir la posibilidad de que compraran la empresa que yo había construido. Era un día que podía cambiarme la vida para siempre. La reunión encerraba el potencial de convertir todos mis sueños en realidad.

Siempre que volaba a San Francisco, elegía un vuelo directo desde el aeropuerto Newark. No obstante, en esta ocasión en particular, mi socio decidió ahorrar 150 dólares y me compró un billete en un vuelo más barato, pero mucho más incómodo, que salía por la tarde del aeropuerto de La Guardia, en Nueva York. No me entusiasmaba precisamente la idea de tener que soportar dos horas de tráfico para llegar a La Guardia, gastar 300 dólares en aparcamiento y aguantar una espera de dos horas en Cincinnati sólo para ahorrar 150 dólares. Normalmente, habría tomado medidas al respecto, pero algo me decía que lo dejara estar, y eso es lo que hice.

Al final, no llegué a coger aquel vuelo, porque cerraron el aeropuerto el 11 de septiembre de 2001, así que nunca volé a San Francisco para aquella reunión de negocios. Pero el vuelo que, al principio, yo tenía intención de coger era el 93 de United Airlines, ya en el aire cuando el primer avión se estrelló contra el World

Trade Center. Los pasajeros del vuelo 93 tuvieron tiempo de enterarse. Tuvieron tiempo de llamar a sus cónyuges, desde sus móviles, para decirles lo mucho que los querían y lo importantes que eran para ellos, antes de tomar el control de la situación y obligar a los secuestradores a estrellar el avión en un campo de Pensilvania. No hubo supervivientes.

Si hubiera cogido el vuelo 93, habría dejado atrás un cuerpo de 180 kilos, después de haber pasado toda mi vida adulta en unas oficinas, bajo unas luces fluorescentes que me desvitalizaban y marchitaban, mientras oía los mismos bips, timbrazos y arengas de ventas.

Aquél habría sido mi sino, pero por la gracia de Dios, me ofrecieron una segunda oportunidad. Dos semanas más tarde, llegué a mi despacho, dispuesto a vivir un gran día, dispuesto a abrazar, de verdad, mi vida y sacarle el máximo partido... para encontrarme con que mi empresa había cerrado.

La firma de agentes de bolsa que llevaba todas nuestras cuentas se había hundido debido a la violenta reacción de los mercados bursátiles provocada por el 11-S. Habían perdido 80 millones de dólares de la noche a la mañana. Como resultado, nuestros activos y los de nuestros clientes habían quedado congelados. Ni un solo cliente podía transferir dinero desde su cuenta ni hacer ningún tipo de negocio durante tres semanas. En el momento en que pudieron sacar el dinero, lo hicieron. Fue el fin de mi empresa.

La compañía que tanto había luchado para crear —con innumerables sacrificios, peleas y problemas— se había desvanecido en un instante. Me quedé sentado a mi mesa, estupefacto. Incapaz de hacer nada más; contemplaba fijamente la pantalla de mi ordenador, con la mente en blanco, hasta que, de repente, caí en la cuenta.

Había salvado la vida una segunda vez.

En aquel momento, sentí un abrumador deseo de convertir mis verdaderos sueños en realidad, así que hice lo que deseaba en lo más profundo de mi corazón. Compré dos billetes de ida a Australia oriental para mi esposa y para mí. Era nuestro sueño desde hacía mucho tiempo y, por fin, estaba dispuesto a empezar a vivirlo sin nada más que la fe y el deseo de seguir los dictados de mi corazón.

Aquella noche llegué a casa con dos grandes noticias para mi esposa. Una era que me había quedado sin trabajo, y la otra que nos trasladábamos a Australia en un plazo de seis meses. Dos semanas más tarde, ella tenía noticias para mí. Estaba embarazada de nuestro primer hijo.

Seis meses más tarde estábamos en un avión, camino de Australia. No teníamos ni idea de lo que íbamos a hacer el resto de nuestra vida, y no nos importaba. Tenía fe en que me estaban guiando y que, mientras obedeciera lo que me decía el corazón, estaría en el camino en el que tenía que estar. Hasta el día de hoy, sigo escuchando a mi corazón y obedeciendo sus dictados.

Para mí, transformar mi cuerpo representaba, en gran medida, transformar mi vida. Pero había otras cuestiones que tenía que abordar. Estaba sometido a un enorme estrés y, como veréis más adelante, ciertos tipos de estrés pueden engañar al cuerpo para que quiera estar gordo y activar lo que llamo los «Programas FAT [gordura]». También padecía una dolencia que llamo «obesidad emocional», que se produce cuando alguien se siente más a salvo si está gordo. Tenía que enfrentarme a muchos problemas diferentes.

En las próximas páginas explicaré las muchas razones diferentes de que nuestro cuerpo quiera estar gordo. La mayoría de los que leáis este libro sólo tendréis que concentraros en uno o dos problemas. Sólo tendréis que entenderlos, y luego aprender a hacerles frente y eliminarlos. Todo el proceso puede ser muy fácil y, después de leer este libro, sabréis exactamente qué hacer.

Pero, por el momento, lo único que necesitas comprender es que si tienes que perder más de unos cinco kilos y no lo consigues, es porque tu cuerpo tiene una razón para aferrarse a ese peso extra. Tu cuerpo quiere estar gordo y, mientras ese sea el caso, luchar contra él no servirá de nada. El cuerpo cuenta con todas las bazas. Controla tu metabolismo, así que incluso si crees que puedes controlar la cantidad de comida que metes en el cuerpo, él controla cuánta energía quemará y cuánta almacenará. El cuerpo puede hacer que estés tan cansado que no tengas energía para hacer ejercicio, incluso si acabas de contratar al mejor monitor del mundo.

También tu cuerpo tiene la palabra final sobre lo que hará con cualquier alimento que introduzcas en él. Puede elegir almacenar todo lo que quiera en tus células grasas. Puede elegir almacenarlo en tus células grasas en lugar de proporcionar energía a tus músculos. Además, cuando el cuerpo necesita energía y no le das suficiente alimento, puede quemar músculo en lugar de grasa.

El cuerpo es quien manda. Controla todo el metabolismo de la grasa, así como muchas de las otras funciones de supervivencia básicas, en una diminuta zona de la base del cerebro: el «cerebro animal». Esta zona determina cuánto sueño necesitas, cuánto aire necesitas y lo gordo o delgado que debes estar. Si necesitas más sueño, hará que te sientas cansado. Si necesitas más oxígeno, hará que quieras respirar más deprisa. Y si necesitas más grasas, hará que tengas hambre. Es así de simple. Prueba a aguantar la respiración un rato y pronto verás cómo el impulso de respirar es irresistible. ¡Y así debe ser! ¡Respirar te mantiene vivo! El mecanismo de almacenamiento de grasas del cuerpo funciona exactamente igual. Mientras tu cuerpo esté convencido de que mantenerte gordo es mantenerte a salvo, el impulso de ingerir comida basura será igualmente irresistible.

Siempre se ha acusado a los gordos de ser débiles, perezosos y consentirse todos los caprichos; no sólo lo ha hecho el público en general, sino también el sector de la atención sanitaria dominante. Sé que cada vez que entraba en la consulta de un médico recibía aquella mirada de «Vaya, mira ese tío que no se cuida». Nada estaba más lejos de la verdad, pero yo recibía la mirada... TODAS LAS VECES.

Imagina que alguien te dijera que tu problema es que duermes demasiado y que sólo debes dormir dos horas al día. Y que todos en la sociedad y en tu entorno te juzgaran por ser débil y perezoso porque dormías tanto. Podrías dormir dos horas cada noche, durante un tiempo, pero antes o después necesitarías un sueño largo —un «atracón de sueño»— porque tu cuerpo lo necesitará, independientemente de lo que te diga la sociedad.

PASA EXACTAMENTE LO MISMO CON LA COMIDA.

Puedes reducir lo que ingieres y obligarte a comer menos durante un tiempo, pero antes o después necesitarás darte un «atracón». Es así porque tu cuerpo te obliga a comer más para mantenerte en un cierto peso.

Una de las cosas que he estado intentando conseguir es una disculpa oficial de la comunidad médica por su respaldo a los estereotipos habituales, según los cuales a los gordos les falta autodisciplina. Por fortuna, he observado que la situación está mejorando. Ahora hay muchos médicos y profesionales de la sanidad inteligentes que comprenden la auténtica razón de que tantas personas sean obesas, pero todavía queda mucho camino por recorrer. La opinión generalizada entre la profesión médica sigue siendo que perder peso es simplemente una cuestión de calorías que entran y calorías que salen, y que los gordos deben «sencillamente, comer menos». A los que piensan así, les digo: «Sencillamente, respira menos» o «Sencillamente, duerme menos». Sólo después de pensar en la imposibilidad de obedecer estas órdenes, sabrán exactamente lo que es luchar contra la obesidad.

No hay medio alguno de que alguien, sea médico o no, pueda llegar a imaginar lo que es estar en un cuerpo que te obliga a estar gordo y a comer demasiado, a menos que hayan pasado por ello. Dicho esto, las investigaciones actuales más avanzadas confirman que perder peso no es sólo una cuestión de «las calorías que entran y las calorías que salen», y que no tiene nada que ver con la «disciplina». El doctor Jeffrey M. Friedman, el «padre de la grasa», que descubrió la hormona leptina y que es, sin discusión, el experto más importante y mejor informado sobre la obesidad en el siglo XXI, dice que tenemos que dejar de culpar a las personas gordas y que «no se puede achacar la obesidad a un fallo de la fuerza de voluntad».[1]

¡Gracias, doctor Friedman! Por favor, haga correr la voz.

Así pues, el primer paso es comprender que no se trata de fuerza de voluntad, y aceptarlo. En lugar de esforzarse en vano contra el abrumador instinto del «cerebro animal» para mantenernos vivos, lo único que hay que hacer es comprender por qué nuestro cuerpo quiere estar gordo y, a continuación, eliminar esas razones. Elimina las razones de que tu cuerpo quiera estar gordo y querrá estar delgado... naturalmente.

La verdad es que tu cuerpo no quiere estar gordo para hacerte daño o castigarte. La única razón de que tu cuerpo esté gordo ahora mismo es que, por algún motivo, cree que lo hace por tu bien. Pero en cuanto identificas los problemas y empiezas a hacerles frente, todo cambia.

Podrás saber inmediatamente cuándo el cuerpo ha dejado de querer estar gordo. No tendrás tanta hambre y no pensarás tanto en la comida. Tendrás más energía y entusiasmo, y ya no estarás en guerra con tu cuerpo.

Quizá no se vea de inmediato en el exterior, pero sabrás enseguida que algo ha cambiado en el interior. Tu relación con la comida cambiará, y tu relación con tu cuerpo cambiará. Tu cuerpo ya no se dedicará a socavar tus esfuerzos.

Una vez que elimines las razones de que tu cuerpo quiera estar gordo, también cambiará tu relación con el ejercicio. En estos momentos quizá pienses que detestas hacer ejercicio; no te culpo. Hay una razón muy real de que detestes el ejercicio: tu cuerpo no quiere que hagas ejercicio, porque si lo haces, perderás peso. Mientras tu cuerpo quiera estar gordo, no querrá que seas activo y quemes calorías, porque eso sólo hará que le resulte más difícil mantener el peso.

Tu cuerpo hace que estés cansado y letárgico para que incluso pensar en hacer ejercicio te cause dolor. No es una coincidencia; es algo que tu cuerpo hace con toda la intención para que sigas siendo sedentario.

No obstante, una vez que elimines las razones que hacen que tu cuerpo necesite estar gordo, querrá ser activo de nuevo. El ejercicio ya no será una dura tarea y la actividad puede llegar a convertirse en una de tus máximas alegrías.

Lo repito, aunque quizá no se vea de inmediato: es sólo cuestión de tiempo el que empieces a perder todo ese peso. Sabrás que el cambio ya se ha producido en tu interior, y que sólo es cuestión de tiempo para que todos los demás lo vean en el exterior.

Yo supe más de dos años antes que los demás lo que estaba pasando dentro de mi cuerpo. No hablaba mucho de ello, pero sabía lo que pasaba. Tal vez anduviera por ahí en un cuerpo de ciento ochenta kilos, pero en mi cabeza tenía la imagen de un adolescente que pesaba ochenta kilos. A partir de ese momento, fue una certeza.

Lo más asombroso de todo fue que, cuanto más peso perdía, más rápido lo perdía. Descubrí que hay una razón para ello. El cuerpo tiene un control absoluto sobre lo rápido que quemas grasas. Si quiere estar más delgado, quemará la grasa muy rápida y fácilmente. Esta es la mayor diferencia entre mi método y una dieta: cuando más delgado quería estar mi cuerpo, más rápido perdía peso.

Todas las dietas empiezan de la misma manera. Al principio pierdes peso muy rápidamente, pero luego esa pérdida de peso se hace más lenta. Finalmente, dejas de perder peso por completo, sólo para empezar a recuperarlo un poco más tarde.

Al principio yo no perdía peso rápidamente: lo perdía *lentamente*. Perdí once kilos en los primeros seis meses. Eso representa un poco menos de medio kilo a la semana. Para alguien que pesaba ciento ochenta kilos, no era ningún récord.

Pero luego, en lugar de ir más despacio, empecé a perder peso más deprisa. Perdí otros sesenta y ocho kilos a un ritmo de casi un kilo por semana, y perdí cerca de diez más a un ritmo de un kilo y medio por semana.

Los últimos diez kilos —el peso que la mayoría de gente dice que es imposible perder— los perdí a un ritmo de más de dos kilos por semana. Cinco veces más rápido que los diez primeros. No sólo era posible perder esos últimos kilos, en realidad se esfumaron volando. Sencillamente, mi cuerpo no podía soportar tener ni un gramo de grasa encima. Se deshizo de cada gramo de aquellos últimos kilos que quedaban. Veía de nuevo todos los músculos de mi abdomen, que era algo que había soñado, pero que no había podido hacer desde niño.

Más aún, casi no mostraba señales de haber sido patológicamente obeso. Mi piel se puso tensa y firme. Este hecho continúa desconcertando por igual a médicos y profanos en la materia.

No tuve que hacer mucho para conseguirlo, y tú tampoco tendrás que hacerlo. No fue un esfuerzo. En realidad, sólo son tres las cosas que hice desde el primer día:

1. Nunca dejé pasar ni un día sin asegurarme de que le había dado a mi cuerpo la nutrición que necesitaba, de una forma que pudiera digerirla y asimilarla. Me concentraba en añadir lo que faltaba.

2. Dediqué por lo menos un poco de tiempo cada día a practicar unas técnicas que elaboré para hacer frente a las causas mentales y emocionales de la obesidad.

3. Cada noche, al irme a dormir, visualizaba mi cuerpo ideal, exactamente con el aspecto y la sensación que quería que tuviera. Al final, esa visión se hizo realidad.

También utilizaba la meditación de muchas otras maneras. Por ejemplo, en mayo de 2003 participé en un concurso de pérdida de peso de doce semanas. Para entonces, ya había perdido unos cincuenta kilos y calculé que, dado que estaba perdiendo peso tan rápidamente, igual podía entrar en una competición. Quería algo que ayudara a acelerar mi pérdida de peso, así que creé una técnica de visualización para matar mis ansias de azúcar.

En realidad, no gané la competición, pero la técnica de visualización demostró ser muy eficaz. He continuado utilizándola, y ya nunca más he vuelto a tener ansias de azúcar.

Todo lo demás se produjo bastante por sí mismo.

¿Que si empecé a comer menos? ¡Pues claro que sí! Pero fue porque ya no tenía tanta hambre. ¿Que si empecé a comer de forma más sana? ¡Sin ninguna duda! Pero fue porque empecé a tener ganas de alimentos más sanos. ¿Que si hacía ejercicio? ¡Puedes apostar a que sí! Y disfrutaba de cada minuto. Es lo que mi cuerpo quería que hiciera. Pero no te preocupes; en este libro nunca te pediré que te obligues a hacer ejercicio ni que te fuerces a hacer nada.

Sólo te pediré que hagas tres cosas:

1. No pases ni un solo día sin añadir los nutrientes de los que tu cuerpo siente hambre.
2. Escucha mi CD[2] de visualización nocturna, o pasa por lo menos diez minutos al día practicando las técnicas de visualización de que hablo en este libro.
3. Escucha a tu corazón y a tu cuerpo.

Si estás dispuesto a hacer estar tres cosas, me gustaría invitarte a que me acompañes en el que puede ser uno de los viajes más satisfactorios de tu vida, dotado del potencial no sólo de transformar tu cuerpo, sino de transformar todos los aspectos de tu vida que desees.

JON GABRIEL

Notas

1. Véase J. Bonner, «Jeffrey Friedman, discoverer of leptin, receives Gairdner Passano Award», The Rockefeller University Office of Communications and Public Affairs Website (13 abril 2005): http://runews.rockefeller.edu/index. php?page=engine&id=178.
2. Por favor, id a http://www.gabrielmethod.com/beyondwords para ver las instrucciones sobre cómo pedir o descargar el CD *The Gabriel Method Evening Visualization.*

PARTE I

Los principios

1

Los programas FAT:
La auténtica razón de que estés gordo

Empecemos por aclarar esto: ¡no estás gordo porque comas demasiado! No eres débil ni perezoso ni te das demasiados caprichos; tampoco eres indisciplinado ni ninguno de los típicos estereotipos de la «gordura» que son, a un tiempo, debidos a la ignorancia y reprensibles. Estás gordo porque tu cuerpo *quiere* estar gordo. Puede que suene ridículo, lo sé, y quizás incluso duro. Pero, como verás, este hecho es en realidad liberador, porque una vez que comprendas por qué tu cuerpo querría estar gordo, la solución se presenta fácilmente.

Lo primero que tienes que entender es que tu cuerpo tiene la capacidad de *obligarte* a engordar —si, por alguna razón, quiere estar gordo— de la misma manera que tiene la capacidad de obligarte a respirar. Tu cuerpo tiene incorporados ciertos programas genéticos de supervivencia diseñados para obligarte a engordar o aferrarte a la grasa siempre que crea que hacerlo te ayudará a seguir vivo. A estos programas yo los llamo programas FAT. Los programas FAT están diseñados básicamente para convertir tu cuerpo en una máquina de almacenamiento de grasas.

En realidad, FAT [en inglés, gordo, grasa] son las siglas de «Famine and Temperature» (Hambruna y Temperatura). En nuestro pasado lejano, era una ventaja que estos programas estuvieran en marcha. Durante las hambrunas y durante la edad de hielo, tener un exceso de grasa en el cuerpo te ayudaba a conservar la vida, así que entró en juego un mecanismo de supervivencia mediante el almacenamiento de grasa. Las embarazadas también tienen sus programas FAT en marcha, para hacer que aumenten el peso que necesitan para nutrir a un feto en crecimiento.[1] Estos programas son comunes a todos los mamíferos. Por ejemplo, los animales que hibernan tienen activados sus programas FAT en los meses que preceden al invierno, a fin de forzarlos a aumentar de peso tanto como sea posible.[2]

Aunque hoy la mayoría de nosotros ya no tenemos que preocuparnos por cosas como las hambrunas, estos programas FAT continúan siendo parte de nuestra herencia genética. El problema es que, a veces, es posible engañar a tu cuerpo para que active estos programas, de forma que, confuso, crea que si está gordo o sigue estándolo, te está por alguna razón protegiendo. En realidad, tu cuerpo actúa por tu bien. No trata de castigarte, ni tampoco te odia.

Cuando los programas FAT están activados, en tu cuerpo se producen ciertos cambios químicos y hormonales sutiles que garantizarán, prácticamente, que engordes y sigas gordo.

Esto es lo que sucede:

Los cambios químicos hacen que:	Y el resultado es que:
Tengas más hambre y ansíes tomar alimentos que engordan más.	Consumes más calorías.
Tu metabolismo vaya más lento y te sientas cansado, aletargado, y te vuelvas sedentario.	Quemas menos calorías.
Tu cuerpo entre en un modo de almacenamiento de grasas perpetuo. Se vuelve muy eficaz almacenando grasas y se resiste a quemarlas.	Todo el exceso de calorías que consumes se almacena en tus células grasas y no sale de ahí.

Cuando se producen estos cambios químicos y hormonales, tu cuerpo te ordena tener hambre, tener más antojos de comida y consumir más calorías mientras que, al mismo tiempo, quemas menos calorías y almacenas todo lo que puedes en tus células grasas. En estos momentos, esto es lo que te está pasando y la razón de que estés gordo. Por alguna razón, tu cuerpo ha sido víctima de un engaño para que active los programas FAT. Le *podría* pasar a cualquiera, y le *pasaría* a cualquiera en las mismas circunstancias. Así que, por favor, deja de lado cualquier culpa, frustración u otros sentimientos negativos que puedas tener por no poder perder peso. ¡No hay nada malo en ti! Lo que pasa es que tus programas FAT están en marcha, eso es todo. No eres más «débil» ni «menos disciplinado» que las personas delgadas.

La única diferencia entre tú y los que son naturalmente delgados es que tus programas FAT están en marcha y los de ellos no. Sólo eso. Y a lo mejor, probablemente eres más fuerte y más disciplinado que las personas delgadas. Las personas naturalmente delgadas comen todo lo que quieren. ¿Qué disciplina hay en eso? Tú, por lo menos, haces un esfuerzo para controlarte. ¡Lo irónico de la situación es que todos tus esfuerzos para controlarte, aunque bien intencionados, quizá no sólo exacerben el problema, sino que quizás incluso sean su causa!

Como seguro que debes de saber a estas alturas, esforzarse no sirve de nada. Si sirviera, no habrías tenido la necesidad de comprar este libro. Lo que funciona es conseguir que tu cuerpo *quiera* estar delgado. Cuando tu cuerpo quiere estar delgado, los programas FAT están desconectados, pierdes peso rápida y fácilmente y no lo aumentas de nuevo, y todo sin necesidad de esforzarte ni hacer dieta.

Comprender por qué tu cuerpo querría estar gordo

Esta es la única idea que necesitas extraer de todo este libro. Una vez que entiendas esto, todo lo demás se aclarará.

Tu cuerpo quiere estar gordo cuando decide
que estar gordo es la mejor manera
de mantenerte a salvo.

Para el cuerpo, vida equivale a seguridad. Tu cuerpo no es tu enemigo y no quiere fastidiarte; sólo trata de protegerte. En realidad, tiene una lógica brillante, llena de sentido. Lo único que tienes que hacer es comprender la lógica de tu cuerpo y trabajar con él, en lugar de luchar contra él. Tienes que convencer a tu cuerpo, usando su lenguaje y su lógica, de que estar delgado es la mejor manera de protegerte.

Una vez que tu cuerpo comprenda que estar delgado
es el mejor medio de protegerte,
querrá *estar delgado, y el peso desaparecerá.*

La conexión entre estar gordo y estar a salvo puede parecer extraña, pero es cierta. En el mundo actual, el hecho de estar gordo no te ofrece ninguna protección extra. Pero el cuerpo no entiende el mundo actual. El cuerpo está programado para protegerte de las amenazas e incertidumbres de un mundo prehistórico, donde las amenazas diarias a la supervivencia tenían tres orígenes: el hambre, el frío y que te comieran.

Durante innumerables generaciones, nuestros antepasados tuvieron que preocuparse por estos tres peligros. Como resultado, nuestros cuerpos están ahora magníficamente diseñados para protegernos contra ellos. No obstante, en la actualidad, la mayoría ya no tenemos que preocuparnos por la posibilidad de morirnos de hambre, de frío o de que nos devoren. Estos no son los peligros del mundo de la época moderna, pero nuestro cuerpo no lo sabe. Nuestro cuerpo sigue funcionando basándose en la misma programación genética que nos ha protegido desde el principio de los tiempos.

Veamos, ¿cómo te protegía el acopio y el almacenamiento de grasa contra esas antiguas amenazas a la supervivencia? Si vivieras en un entorno donde nunca hubiera suficiente comida y no supieras cuándo podrás comer de nuevo, tener grasa sobrante en tu cuerpo ayudaría a mantenerte con vida. Cuanta más grasa tuvieras en el cuerpo, más tiempo podrías sobrevivir. De la misma manera, si vivieras en un clima frío o durante un largo y crudo invierno, sin el beneficio de una casa y calefacción central, tener exceso de grasa también haría las veces de aislamiento. La grasa protege tus órganos vitales y tus extremidades del frío.

Así pues, en el caso de una hambruna y de un tiempo frío, tu cuerpo querría estar gordo porque, en estas condiciones, estar gordo puede mantenerte con vida.

No obstante, estar gordo no siempre te mantiene a salvo. También te puede poner en peligro de que te coman. Si vivieras en un lugar donde hubiera muchos depredadores devoradores de hombres, la gordura ya no sería amiga tuya. La grasa se convertiría en tu enemiga, porque cuanto más gordo estás, más lento eres. Esto significa que si algo te persigue, tienes menos probabilidades de escapar. En estas circunstancias, tu cuerpo querría estar delgado, porque es el mejor medio de seguir siendo rápido y, por lo tanto, seguir estando a salvo. En este caso, estar delgado podría salvarte la vida.

En todos estos ejemplos, tus posibilidades de supervivencia dependen en mucho de lo grueso o delgado que estés. La mayoría de entornos de nuestro pasado tenían alguna combinación de las tres grandes amenazas —morirse de hambre, de frío o que te coman— y a tu cuerpo le tocaba decidir el peso ideal que más protección te ofrecería en una situación dada. No querrías estar tan delgado que no pudieras sobrevivir hasta la siguiente comida, y no querrías estar tan gordo que no pudieras escapar si te atacaban.

Ahí es donde la fenomenal lógica de nuestro cuerpo era esencial. Nuestro cuerpo podía determinar rápidamente cuánta grasa sería la cantidad ideal para que cargáramos con ella en cualquier condición vital, adaptando este «peso ideal» conforme cambiaba la situación. La genial adaptación de nuestro cuerpo es la razón de que estemos aquí hoy. Su asombrosa flexibilidad protegió, con éxito, a nuestros ancestros de los peligros desde el principio de los tiempos. Por ello, debemos estar eternamente agradecidos.

Por desgracia, todo esto hoy carece de importancia. En el actual mundo de los excesos, la grasa no nos protege mejor, en absoluto, como estoy seguro de que sabéis conscientemente. Pero nuestro cuerpo no lo sabe. Sigue teniendo la misma programación genética.

El problema es que las tensiones de la vida moderna emiten señales químicas en nuestro cuerpo y nuestro cerebro. A veces, esas señales químicas son *exactamente las mismas* que se producen cuando tenemos mucha hambre o mucho frío. Si esas señales químicas son las mismas que se producen cuando nos morimos de hambre o de frío, nuestro cuerpo se verá «engañado» para que piense que necesitamos engordar para estar a salvo, haciendo que active los programas FAT. Esto es lo que te está pasando a ti. Las tensiones y luchas de la vida moderna están engañando a tu cuerpo para que active tus programas FAT.

En cierto sentido, cuando tratas de forzarte a perder peso, mientras estos programas están en marcha, estás infringiendo las leyes naturales del cuerpo. Tu cuerpo está tratando de que engordes, y tú estás tratando de adelgazar. Para mí, esta es la definición de una lucha; una lucha que tu cuerpo ganará siempre, debido al poder de este programa que lleva integrado.

*El medio para perder peso es no esforzarse ni luchar
contra tu cuerpo. El medio para perder peso
es averiguar qué pone en marcha tus programas FAT
y conseguir que tu cuerpo los desconecte.*

Si en la actualidad cargas con un peso extra, es porque tu cuerpo cree que no es seguro perder peso; está luchando por tu vida. Cuando tu cuerpo crea que no hay peligro en perder peso —o mejor, que es más seguro estar delgado—, te *forzará* a perder peso. Trabajarás con las leyes naturales de tu cuerpo, en lugar de infringirlas. Entonces, la pérdida de peso será automática, sin esfuerzo e inevitable.[3]

Notas

1. Véase D. R. Grattan y S. R. Ladyman, «Region-specific reduction in leptin-induced phosphorylation of signal transducer and activator of transcription-3 (sTAT3) in the rat hypothalamus is associated with leptin resistance during pregnancy», *Endocrinology* 145, n.º 8 (2004), pp. 3704-3711.

2. Véase A. Tups, C. Adam, C. Ellis, K. Moar, J. Mercer, M. Klingenspor y T. Logie, «Photoperiodic regulation of leptin sensitivity in the Siberian hamster, *Phodopus sungorus*, is reflected in arcuate nucleus SOCS-3 (suppressor of cytokine signaling) gene expression», *Endocrinology* 145, n.º 3 (2004), pp. 1185-1193.

3. Si tienes una mentalidad científica y quieres saber cuáles son las hormonas específicas que regulan los programas FAT, consulta el Apéndice (pág. 239).

2

La Ley de *Jessie*

Se puede contemplar la pérdida de peso desde dos niveles, y la mayoría de personas lo hacen desde el primer nivel, el del metabolismo: calorías que entran, calorías que salen: dietas, pastillas, cirugía, secretos para quemar grasas, modificación de la conducta, toda esa lista interminable de que están llenas las librerías y las bibliotecas. Todas estas ideas parten de las mismas premisas: de alguna manera tienes que drogar, cortar, disciplinar, controlar, luchar o forzar a tu cuerpo, de la manera que sea, a perder peso. A esto se dedican todas las investigaciones y en esto se concentra todo el mundo.

Pero, como ya sabes, hay un nivel más elevado y mucho más importante para la pérdida de peso, y es el del «peso ideal» del cuerpo; lo gordo o delgado que el cuerpo *desee* estar. El problema es que las cosas que obligan al cuerpo a perder peso no son las mismas que hacen que quiera estar delgado. De hecho, por lo general tienen exactamente el efecto contrario.

Así que si quieres perder peso de una forma fácil y sostenible, y acabar con las dietas y la disciplina de una vez por todas, lo que tienes que hacer es, sencillamente, conseguir que tu cuerpo *quiera* estar delgado. Para ilustrar cómo funciona esto en la vida real, veamos la historia de *Jessie* y de cómo su experiencia contribuyó a formar lo que yo llamo la «Ley de *Jessie*».

Jessie

Jessie no entendía nada del metabolismo ni del control de calorías. *Jessie* no había ido nunca a la escuela, así que no sabía leer ni escribir y, aunque era muy listo para ser un gato doméstico, tampoco es que fuera exactamente un científico espacial. En los umbrales de la edad adulta, *Jessie* estaba lo que se podría describir como agradablemente regordete. No trabajaba demasiado, y se pasaba la mayor parte de su tiempo libre holgazaneando por la casa, como hacen todos los gatos.

Buddy, un mastín de 55 kilos, propiedad de nuestro vecino, odiaba a los gatos. Cada tarde, *Jessie* daba un placentero paseo hasta el jardín del vecino y se tumbaba en la hierba para molestar al pobre *Buddy*, que estaba encerrado dentro de la casa. El gato deambulaba por allí, se tumbaba en la hierba, bostezaba y se estiraba, y *Buddy* se volvía loco, ladrando y gruñendo, sin poder salir.

Un día, los vecinos se hartaron y soltaron a *Buddy*. El perro salió disparado como un cohete. Nunca había visto nada que se moviera tan rápido. *Jessie* y él desaparecieron corriendo en el bosque y no volví a ver al gato en todo el día.

Al día siguiente, *Jessie* regresó, cojeando. *Buddy* lo había agarrado por la pata y lo había mordido. Lo curé hasta que se puso bien, pero entonces sucedió algo asombroso. En las siguientes semanas, se fue volviendo enjuto y nervudo. La gente empezó a comentar su súbita pérdida de peso y me aconsejaron que lo llevara al veterinario para ver si tenía lombrices. Pero yo sabía exactamente por qué había adelgazado tanto. Una nueva tensión había entrado en su vida, y el animalito se estaba adaptando a ella.

Véamoslo desde el punto de vista de *Jessie*:

Problema: Perro grande y fiero.

Interpretación: Si el perro grande y fiero me atrapa, me matará.

Reacción: Corro para salvar la vida.

Adaptación: Tengo que llegar a ser más delgado y rápido para que la próxima vez que este hijo de la gran puta intente cogerme, yo corra más que él y ME SALVE.

La parte importante de esta ecuación es la estrategia de adaptación, y fue la adaptación lo que hizo que el cuerpo de *Jessie* quisiera adelgazar.

Esta es una pregunta que quizá quieras hacerte en este momento: «¿Cómo se adapta mi cuerpo a los problemas o tensiones de mi vida?»

Pero la historia sigue.

Como resultado de su adaptación, *Jessie* siguió enjuto y delgado... demasiado delgado, en mi opinión. Aunque empecé a darle una dieta de «todo lo que puedas comer», hecha de rica comida enlatada para gatos, pollo y pescado, no aumentaba ni un gramo. Su cuerpo había recibido el mensaje de que estar delgado equivale a estar a salvo y, de repente, tenía el metabolismo de un galgo.

Yo sabía que no importaba cuánta comida le diera a *Jessie*, el animal no iba a aumentar de peso. De hecho, mientras su cuerpo supiera que la comida era ilimitada, no sentiría ninguna necesidad de almacenar grasa. La tierra de abundancia y exceso en que vivía no hacía que su cuerpo quisiera estar más gordo.

Así que decidí tomar medidas al respecto. Lo puse a dieta. Sí, eso es, lo puse a dieta, porque sabía por experiencia que la mejor manera de conseguir que el cuerpo quiera engordar es ponerlo a dieta. En lugar de ofrecerle un bufet de cosas deliciosas, para que comiera todo lo que quisiera, empecé a alimentarlo frugalmente, sólo una vez al día, pese a todas sus protestas. Me aseguré de darle lo que necesitaba, pero sin ofrecerle ningún exceso. Lo hice durante un mes y, la última semana, sólo le di comida seca, algo a lo que, por cierto, no estaba acostumbrado. Quizás opines que es algo cruel, pero esto es exactamente lo que nosotros nos hacemos todo el tiempo, cuando nos ponemos a dieta.

Después de un mes de seguir este menú minimalista, volví a ofrecerle un bufet de «todo lo que puedas comer», con sus cosas favoritas y, claro está, aumentó de peso. Básicamente, yo había puesto en marcha su programa FAT. Este es el resultado de ponerse a dieta. Y esta es exactamente la razón de que las dietas no funcionen: engañan a tu cuerpo para que crea que vives en un tiempo de hambruna y hacen que quiera engordar.

Reconozcámoslo: si las dietas funcionaran, habría una (o quizá dos), y todo el mundo la seguiría; todo el mundo perdería peso, y este sería el final de la historia. No habría miles de dietas dando vueltas por ahí ni saldrían cientos de otras nuevas cada año, todas actuando según las mismas premisas que afirman que te puedes obligar a perder peso. Si las dietas funcionaran, se habría acabado el problema. Nadie hablaría ya de ello. La razón de que todo el mundo hable es porque la premisa misma es falsa, y cualquier planteamiento fundado en ella está, por desgracia, condenado a sufrir la misma suerte.

Jessie nunca volvió a sus felices días regordetes. Se quedó en algún punto intermedio. Las dos tensiones opuestas se equilibraron, anulándose mutuamente. *Buddy* siguió desconectando sus programas FAT, y yo seguí poniéndolos en marcha de nuevo. El cuerpo de *Jessie* se asentó en un peso ideal, para no estar tan gordo que no pudiera huir de *Buddy* a la carrera, ni tampoco tan delgado que no pudiera sobrevivir a la siguiente hambruna artificial a la que yo lo sometía. (Lo siento, *Jessie*. Fue todo en nombre de la ciencia. De todos modos, a las gatas no les gustan los tipos que son sólo piel y huesos. Quieren un macho con un poco de carne sobre el esqueleto.)

Cómo aplicar la Ley de *Jessie* al mundo real

Hoy, la mayoría no tenemos que preocuparnos por que perros o tigres quieran darnos caza, ni tampoco de las hambrunas; sin embargo, sí que padecemos otras causas de estrés: hambrunas nutricionales, toxinas, radiación, contaminación sonora, guerras, delitos, hipotecas, fluctuaciones bursátiles, escándalos de ahorros y préstamos, atascos de tráfico, clientes groseros, parientes enfermos, desempleo, no tener demasiadas citas, tener demasiadas citas, parejas maltratadoras, miembros de la familia maltratadores, jefes o clientes ofensivos... la lista sigue y sigue. Y todas estas tensiones pueden disparar reacciones químicas en nuestro cuerpo que engañan a nuestro cerebro animal haciendo que active los programas FAT.

Hay muchas razones para que tu cuerpo se engañe y ponga en marcha los programas FAT, y la siguiente es una lista de las más comunes:

Dieta yo-yo crónica: Si constantemente te fuerzas a comer menos o te niegas los alimentos que deseas, entonces haces que tu cuerpo crea que la comida es limitada, que vives en un tiempo de hambruna, o ambas cosas a la vez. Una dieta es el acto de tratar de controlar, por la fuerza, la cantidad o la calidad de lo que comes. Cualquier tipo de dieta es una forma de imponer el hambre. Este tipo de hambre puede hacer que tu cuerpo crea que necesita cargar con grasa extra y, por lo tanto, active los programas FAT.

Hambre nutricional: Puede que estés comiendo todo lo que quieras, pero que tu cuerpo siga teniendo hambre en un aspecto *nutricional.*

Esto se puede producir de cuatro maneras principales:

- Ciertos nutrientes esenciales están ausentes de tu dieta.
- Los nutrientes de lo que comes han sido destruidos.
- No digieres debidamente lo que comes.
- Tus células no absorben los nutrientes.

Toxinas: Tu cuerpo usa la grasa para protegerte de las toxinas que están almacenadas en tus células grasas. De la misma manera que tu cuerpo utilizaba la grasa para protegerte del frío, también la usa para aislar y proteger tus órganos vitales de los venenos que hay en lo que comes y en lo que te rodea.

Radiación: La grasa también absorbe la radiación, y tu cuerpo la usa para aislar y proteger tus órganos vitales de esa radiación.

Medicación: Ciertos medicamentos pueden activar de modo artificial los programas FAT. Para más detalles específicos sobre medicamentos potencialmente problemáticos, véase las páginas 160-161.

Aditivos en los alimentos: Las comidas preparadas industrialmente, los edulcorantes artificiales y los potenciadores del sabor son radicalmente diferentes de los alimentos que comían nuestros antepasados. Nuestro cuerpo no sabe cómo digerirlos. Pueden causar un caos hormonal que pone en marcha los programas FAT. No digo que debas evitarlos o rechazar cualquier comida que desees, porque eso sería una dieta y las dietas no funcionan. Por otro lado, el Método Gabriel aumenta el deseo de tu cuerpo por ingerir comida auténtica y permite que cualquier ansia que sientas por estos alimentos «falsificados» desaparezca por sí sola: sin dietas, sin esfuerzos y sin utilizar, de forma inútil y sobrehumana, tu fuerza de voluntad. Cuando tu cuerpo quiera estar delgado, ya no sentirás ansias de comer los alimentos que lo engordan.

Amenazas mentales y emocionales: El cuerpo trata todas las tensiones mentales y emocionales como si fueran *amenazas físicas*, así como suenan. Cada vez que sientes estrés, envías un mensaje químico a tu cuerpo, y ese mensaje es: «Estoy en peligro. ¡Haz algo!». El cuerpo está programado para hacer todo lo que pueda para protegerte, pero el único tipo de amenazas que comprende son las físicas, no las emocionales. Así que cuando estás disgustado, tu cuerpo cree que corres un peligro *físico*.

Para tu cuerpo, «amenaza» significa que algo te ataca, o que, posiblemente, te estás muriendo de hambre o de frío. A veces, las amenazas mentales y emocionales pueden provocar las mismas señales químicas en tu cuerpo que morirse de hambre o de frío. Cuando esto sucede, tu cuerpo se confunde, cree que necesitas estar gordo para estar a salvo y activa los programas FAT.

Estos son algunos ejemplos de amenazas mentales y emocionales que pueden confundir a tu cuerpo, haciéndolo creer que estar gordo puede ayudarte a estar a salvo:

- *Hambre mental:* Tu cuerpo sólo comprende una forma de hambre y es el hambre *física*, pero también puedes morirte de hambre en un sentido emocional o mental. Puedes morirte de hambre de amor, diversión, alegría, intimidad, experiencias vitales, o de una conexión espiritual más profunda. Todas estas ansias mentales y emocionales pueden provocar las mismas señales químicas en tu cerebro que las causas físicas del hambre. Todas ellas pueden activar los programas FAT.

- *Miedo a la escasez:* El miedo a no tener suficiente dinero o a perder algo que valoras puede enviarle a tu cuerpo el mensaje de que los recursos son limitados, pero el único recurso que el cuerpo comprende es la comida. En lo que atañe a tu cuerpo, es lo único que puedes acumular. Cualquier temor de que los recursos puedan verse limitados se interpreta como miedo a la hambruna. Si el cuerpo cree que se avecina una hambruna, querrá hacer acopio de tanta grasa como le sea posible.

- *Obesidad emocional:* Quizá no seas consciente de ello, pero si, en algún nivel, has asociado la idea de que estar gordo te hace estar más seguro o que, de alguna manera, sirve a una necesidad emocional, sufres de «obesidad emocional». Es uno de los casos en que tu cuerpo acierta. Tu cuerpo te está protegiendo realmente; te hace sentir más seguro emocionalmente.

Convicciones disfuncionales: Lo que creemos tiene un poder mucho mayor sobre nuestro cuerpo físico de lo que queremos admitir. Hay documentados cientos de ejemplos de enfermos terminales que creyeron que podían curarse, y se curaron. También hay ejemplos de personas que creyeron que enfermarían, y enfermaron. Incluso hay ejemplos de personas que creían que iban a morir y, sin que hubiera ninguna otra razón, murieron.

De la misma manera, las convicciones negativas y disfuncionales que rodean la obesidad y la pérdida de peso pueden activar los programas FAT. Si crees que estabas destinado a ser gordo, que naciste para ser gordo, que te mereces estar gordo o si crees que perder peso es difícil o imposible, entonces tu cuerpo engordará o seguirá gordo sencillamente porque estás convencido de ello. Es comprensible que hayas llegado a estas conclusiones incorrectas, pero es sólo porque has abordado la pérdida de peso de una manera errónea: de fuera adentro, obligándote a comer menos y negándote los alimentos que ansías. La pérdida de peso resulta fácil y sin esfuerzo cuando haces que tu cuerpo quiera estar delgado. No obstante, para conseguirlo, una de las cosas que tienes que hacer es eliminar las convicciones disfuncionales, que son un obstáculo.

Comprender qué pone en marcha los programas FAT y cómo desconectarlos es, realmente, la clave de todo. Si lo haces bien, todo lo demás será coser y cantar.

Cómo visualizar el resultado final

Cuando hayas leído y comprendido las herramientas que encontrarás en este libro, te prometo que puedes dar por sentado que:

- **Dejarás de hacer dieta:** Nunca te pediré que controles, a la fuerza, lo que comes ni tampoco la cantidad de comida que tomas ni el tipo de alimentos que ansías. Puedes comer lo que quieras y cuando quieras.

- **Nutrirás tu cuerpo:** En lugar de hacer dieta, te pediré que empieces a tomar ciertos alimentos y que adoptes hábitos alimenticios positivos. Esto tiene como objeto ayudarte a nutrir tu cuerpo y eliminar el hambre en sus diferentes formas. También reducirá el nivel de toxinas que entran en tu cuerpo. Al adoptar este planteamiento, eliminarás las señales físicas que activan los programas FAT. Por lo tanto, aunque no te sometas a una dieta, tendrás menos hambre y empezarás, de forma natural, a tener ganas de comer cosas más sanas.

- **Eliminarás las causas mentales y emocionales de la obesidad:** Te enseñaré técnicas simples, pero muy efectivas, para eliminar las causas mentales y emocionales de la obesidad. Estas técnicas entrañan dos minutos de visualización por la noche, escuchar mi CD de visualización, y/o practicar diez minutos de visualización durante el día.

Esto es lo único que necesitas hacer para seguir el método que nos dio resultado a *Jessie* y a mí, y a personas de todo el mundo, tanto si sabían algo de dietas o calorías como si no. El Método Gabriel elimina, de forma sencilla y sistemática, todos los factores físicos, mentales y emocionales concebibles que hacen que tu cuerpo active los programas FAT.

Si estás dispuesto a hacerlo, te invito a que te embarques conmigo en un viaje que pondrá fin a tu lucha de una vez por todas. Nuestro viaje tiene el potencial de transformar no sólo tu cuerpo, sino también tu vida entera.

Así pues, empecemos observando más a fondo algunas de las tensiones mentales y emocionales que pueden hacer que tu cuerpo active los programas FAT y viendo qué puedes hacer para eliminarlas. No te preocupe si parece que es una gran cantidad de información. En la sección final lo reuniré todo en un sistema sencillo, paso a paso.

PARTE II

Tensiones no físicas
que activan los programas FAT

3

Causas mentales de la obesidad

La mayoría de programas para perder peso prestan una mínima atención a la conexión mente-cuerpo, y es ahí donde fallan. Nada es más importante que comprender la manera en que la mente y el cuerpo se comunican el uno con el otro, en especial cuando se trata de estrés. Esta es la razón de que sentirse a salvo y comprender y hacer frente al estrés mental y emocional tenga una importancia primordial cuando quieres perder peso.

Recuerda que cuando el cuerpo de *Jessie* recibió el mensaje «delgado = seguridad», ni siquiera dándole la nutrición más rica, abundante y óptima conseguí que engordara, porque su cuerpo no quería estar más gordo. Ninguna cantidad de calorías puras podía convencerlo. Y que cuando su cuerpo quiso engordar porque «gordo = seguridad», le fue fácil aumentar de peso.

La vida de los humanos tiende a ser más complicada que la de *Jessie*, pero no en lo que se refiere a nuestro cuerpo. Cada vez que sufrimos una tensión mental o emocional, se generan cambios químicos en nuestro cuerpo..., cambios que activan antiguos programas de supervivencia en nuestro interior. Pero, ¿qué programa se va a activar? ¿Se activará el programa de adelgazamiento («*Buddy* me va a dar caza») o el de la hambruna? Porque si se activa el «programa *Buddy*», eso hará que tu cuerpo quiera estar delgado, y si se activa el de la hambruna, hará que quiera estar gordo.

Esto explica por qué el mismo estrés superficial hace que algunas personas engorden y otras adelgacen. En una situación emocional abusiva, una persona puede aumentar de peso, como coraza protectora, mientras que otra lo perderá a fin de estar preparada para huir. Es todo muy primario. Es el resultado de los instintos básicos. Y son estos instintos básicos los que han mantenido al cuerpo encerrado en una situación de peso inaceptable. Pero los hechos también te ofrecen la clave para liberarte.

Si no solucionas este punto de estrés mental y emocional que hace que acumules peso, cualquier tipo de modificación de la comida o la conducta que hagas rendirá, en el mejor de los casos, sólo resultados marginales. No sólo eso, también será agotador y frustrante en extremo. Tendrás la sensación de que estás conduciendo un coche con el freno de mano puesto.

Pero cuando corrijas este punto y te sientas a salvo, cuando el cuerpo ya no interprete las tensiones que hay en tu vida como una especie de hambruna o frío riguroso, ya no querrá estar gordo. La pérdida de peso no sólo es fácil, ES INEVITABLE. Si tu cuerpo quiere estar delgado, no hay nada que puedas hacer al respecto. Tu metabolismo se acelerará, tendrás menos hambre, desearás comer cosas más sanas, y llegarás a ser muy eficaz quemando grasas.

Así pues, echemos una mirada a las formas más comunes de estrés mental y emocional que pueden estar activando tus programas FAT, y luego veremos qué puedes hacer para eliminarlas.

Hambre mental: Carencia
La hambruna de nuestros tiempos

Es perfectamente razonable que nuestro cerebro pueda interpretar cualquier estrés mental o emocional proveniente de un sentimiento de carencia como una especie de hambre extrema. En cierto sentido, cualquier carencia es una forma de hambre. Si crees que no tienes suficiente dinero, amor, atención o sentido en tu vida, sientes una carencia... no tienes suficiente de algo. Nuestro cerebro recibe ese mensaje de carencia y tiene que traducirlo a términos físicos. El tipo más crucial de carencia que la parte más primitiva del cerebro comprende es la carencia física de comida, porque la comida y el agua eran las cosas primordiales de que podían carecer nuestros ancestros. Así que, como resultado, el cerebro puede interpretar cualquier forma de carencia mental, emocional o incluso espiritual como una falta de comida.

El duro trabajo diario

Lo que solemos llamar estrés —la lucha continua, frenética y, a veces, desesperada por llegar a fin de mes y avanzar en la vida— puede engañar a tu cuerpo, haciéndole creer que debemos de estar en un tiempo de hambruna, y llevándolo a activar los programas FAT.

Este estrés crónico puede imitar fácilmente las señales químicas que se crean cuando nos morimos de hambre; el estrés crónico es alarmante, pero no amenaza la vida de forma inmediata. No es como un tigre que te quiere dar caza, por ejemplo, así que salir corriendo no mejorará necesariamente las cosas. Es más parecido a una hambruna o un invierno muy crudo: siempre está presente, y lo único que puedes hacer es aceptarlo, sonreír y aguantar.

Curiosamente, la hambruna y el duro trabajo diario tienen algo en común. Tu cuerpo los percibe como amenazas crónicas, de bajo nivel, para tu supervivencia a largo plazo. Cuando no comes lo suficiente cada día, un día tras otro, no vas a caerte muerto debido al hambre, un día cualquiera, pero a la larga, si no lo controlas podrías acabar muriendo de inanición.

Del mismo modo, en la hambruna de nuestros días, si llegas tarde a trabajar un día cualquiera, no pasa nada. Si llegas tarde cada día, un día tras otro, es posible que te despidan. Si te despiden, es posible que no puedas cubrir tus gastos. Si no puedes cubrir tus gastos, es posible que no puedas permitirte tu casa o tu piso, incluso que no tengas dinero para comer. Si no tienes dinero para comer, es posible que llegues a morirte de hambre. En cierto sentido, tu cerebro acierta al interpretar este miedo como miedo a morir de inanición.

El miedo a perder el trabajo o no llegar a fin de mes no hace automáticamente que todos engorden. Cada individuo reacciona al estrés de una manera diferente. Pero la verdad es que es más probable que aumentes de peso cuanto más preocupado estés por perder tu trabajo o no tener suficiente dinero para vivir. Los estudios han demostrado que las personas que viven en un ambiente de trabajo especialmente estresante y en familias con menos dinero tienen más probabilidades de estar gordas.[1]

De todos modos, puedes ser millonario y seguir preocupándote por no tener suficiente dinero o no poder seguir adelante. Lo que importa es lo mucho que te preocupes por ello y cómo interprete tu cerebro ese temor, no la realidad objetiva de la situación.

Hambre espiritual

La ansiedad espiritual es, en realidad, un deseo de conectar con nuestra alma, con nuestro creador, o con cualquier otra cosa que hayamos decidido llamar nuestro auténtico origen. A veces, cuando nos sentimos desconectados, la comida puede ser un medio de conectar con el mundo exterior. Piensa en lo que haces cuando comes: tomas algo que está fuera de ti y lo llevas a tu interior de una manera muy íntima. Conectas y te fusionas con ese alimento, que se convierte en ti; comer se convierte en un sucedáneo de la auténtica conexión que deseamos. Cuando sufrimos hambre espiritual, puede existir la tendencia a «llenar el alma» comiendo.

También puedes estar pasando hambre de sentido, de un propósito definido en tu vida, y esto puede activar los programas FAT. De hecho, los investigadores han descubierto una correlación estadística entre las vidas vividas con un propósito claro y un peso más sano.[2] Vivir la vida de una manera que creemos que tiene sentido —sentir que nuestra existencia tiene un propósito definido— nutre nuestra alma. Sentido y propósito son «alimento para el alma», y muchos de nosotros estamos hambrientos de este esencial nutriente no físico.

¿Qué estás «sopesando»? Sigue lo que te dice el corazón

Aquí tienes un consejo práctico (o poco práctico, dependiendo de la situación). Lo que quieres hacer de verdad, pero temes hacerlo, HAZLO. Arriésgate; sigue lo que te dicta el corazón. Es esencial escuchar los mensajes de tu corazón. Estos mensajes son los deseos de tu alma. Te comunican lo que deberías estar haciendo en cada momento de tu vida. Si no obedeces estos mensajes, te desviarás inevitablemente de tu camino en la vida.

Si no escuchas los mensajes de tu corazón, ese anhelo y esa frustración nunca van a desaparecer; sólo empeorarán. La negatividad limita el fluir de la gracia a tu vida, y es causa de dolor y hambre emocional.

Recientemente vi a Gina, una amiga mía a la que no veía desde hacía varios años. Quiere perder peso y sigue una dieta muy estricta, baja en calorías, baja en grasas y baja en carbohidratos. Ni siquiera puede tomar pimientos dulces porque tienen demasiados carbohidratos.

Gina es maestra y está cansada de serlo. Exhausta, dice que le gustaría retirarse dentro de pocos años, pero no tiene el dinero suficiente. En su tiempo libre, pinta y tiene varios cientos de cuadros en su cobertizo como prueba de ello. Cuando me enseñó las pinturas de su carpeta, me quedé sin respiración. Había presentado dos de ellas a concursos y había ganado.

Así que le hice la pregunta obvia: ¿por qué no vendes tus pinturas? Dijo que no estaba segura de que le gustaran a nadie. Y al decirlo, encorvó la espalda y tensó los músculos. Estaba claro que Gina no se sentía cómoda con los derroteros que seguía la conversación. Le dije:

—¡Un momento! Estás harta de lo que haces para ganarte la vida, y no pones el corazón en ello. Entretanto, haces algo que te encanta, algo que harías gratis y en lo que es evidente que eres buena. Ya has producido varios cientos de pinturas, que se están llenando de polvo. Te gustaría perder peso y te estás matando de hambre tratando de hacerlo. Te gustaría retirarte, pero no ganas el dinero suficiente.

Llegado a ese punto, me encendí un tanto y proseguí:

—Déjame que te diga algo. Tus problemas de peso, tus problemas económicos y muy probablemente cualquier otro dolor físico o mental que sufras giran en torno a una única cuestión. Hay algo que amas y que naciste para hacer, y le estás dando la espalda. Tener algo que te gusta hacer es un don del universo, y tú lo estás rechazando. Cuando rechazas esa clase de don, rechazas la gracia que lo acompaña. Como resultado, luchas, anhelas y te mueres de hambre. —Luego le ordené, tajante—: ¡Arriésgate! ¡Sigue lo que te dicta el corazón! ¡Abraza tu destino en la vida! —Cuando nos despedimos y Gina se alejó, parecía conmocionada. Estaba aturdida por lo que acababa de comprender.

Es un tema común. Si no seguimos los dictados de nuestro corazón, con frecuencia el resultado es la obesidad. El anhelo causa el hambre emocional y activa los programas FAT.

Hay que adoptar una sencilla regla.

Si hay algo que te gustaría hacer, que ansías hacer,
que anhelas hacer, pero tienes miedo... arriésgate.
¡NO LO SOPESES!
¡SIGUE LO QUE TE DICTA EL CORAZÓN!

Con mucha frecuencia, las situaciones y las personas que hay en nuestra vida y que nos causan el máximo estrés y dolor están ahí para recordarnos que no seguimos lo que nos dice el corazón. Puede adoptar la forma de un jefe furioso en un trabajo que detestamos o de una pareja abusiva en una relación que no funciona.

Es natural que tengas miedo de los cambios que se producirán en tu vida como resultado de hacer lo que te dicta el corazón. Ríndete a los cambios, deja que sucedan. No te resistas a ellos, no te tenses; relájate y deja que sucedan. Estás siguiendo lo que te pide el corazón, lo cual significa que, finalmente, estás teniendo las experiencias que tu alma desea. Esto significa también que estás volviendo al camino correcto y viviendo el propósito de tu vida. El universo está dispuesto a recompensarte.

Habrá una etapa de transición cuando pases de donde *no se supone* que tienes que estar en la vida al lugar donde *se supone* que tienes que estar. Es incómodo, pero no puedes soslayar esta etapa. Es igual que después de una operación quirúrgica: hay un periodo de tiempo cuando tu cuerpo se está curando y puedes sentir molestias. Pero la cirugía te puede salvar la vida, y lo mismo sucede cuando obedeces lo que te dicta el corazón. Siempre que sientas cualquier molestia transicional, relájate y di las siguientes palabras para tus adentros: «Esto es lo que desea mi corazón, y permito que se produzcan estos cambios en mi vida».

Los cambios que se produjeron en mi vida cuando mi cuerpo se iba transformando fueron muy importantes, y lo digo sin exagerar. Permitir que se produjeran fue lo más grande que he hecho nunca. Las recompensas han superado todo lo que hubiera podido soñar.

Últimas noticias: he perdido el contacto con Gina, pero un amigo mutuo me ha dicho que ha perdido peso, que le va de fábula como pintora, y que acaba de celebrar su primera gran exposición.

Obesidad mental: Convicciones que estorban

Lo que yo llamo «obesidad mental» se produce cuando tus convicciones son la causa de que aumentes de peso o impiden que lo pierdas. En mucha mayor medida de lo que nos gustaría reconocer, nuestras convicciones crean nuestra realidad y la afectan. Si son útiles, hacen que todo fluya sin tropiezos. Pero si son disfuncionales, sólo son un obstáculo, y quizá sea preciso que las examines de nuevo, las pongas al día o adquieras otras nuevas.

En una ocasión, en Canadá, me hablaron de un obrero del ferrocarril que trabajaba en un tren que tenía vagones frigoríficos. Su mayor miedo era quedarse encerrado en uno por accidente, un día, y morir congelado. Como era inevitable, un día lo encerraron, sin darse cuenta, en uno de esos vagones. Allí encerrado, escribió una carta a su hija diciéndole que siempre había temido que esto sucediera, y murió allí, aquella noche. Al día siguiente encontraron el cuerpo, y el informe del forense establecía que había muerto congelado. El único problema en lo que, de lo contrario, habría sido un diagnóstico evidente era que, aquella noche, *no* habían puesto en marcha el sistema de enfriamiento del vagón. Había muerto congelado sencillamente porque estaba *convencido* de que iba a morir congelado.

Un fenómeno muy conocido en Australia es la práctica aborigen de «apuntar con el hueso». Un hechicero apunta a su víctima con un hueso afilado, extraído del cuerpo de un goanna (una especie de lagarto gigante) o de un canguro.

Las víctimas están tan firmemente convencidas del poder que hay en el hueso que enferman rápidamente y se niegan a comer o beber. A menos que intervenga un sanador Ngangkari, mueren, víctimas de sus propias convicciones. «Apuntar con el hueso» da resultado porque todo el mundo sabe —es una creencia aceptada— que el hueso es mortal. Da resultado, y lo ha dado durante miles de años. La persona muere porque está sinceramente *con-*

vencida de que el hueso la matará. Si las creencias pueden matar, entonces no hay duda de que también tienen el poder de activar y desactivar los programas FAT.

Nuestras convicciones pueden controlar toda nuestra realidad porque actúan como filtros de esa realidad. Si creemos que algo es posible o que sucederá, abrimos una serie de posibilidades que permiten que unas realidades concretas se produzcan. En cambio, si creemos que algo es difícil o imposible de lograr, nos acorazamos contra las posibilidades, y así garantizamos, prácticamente, que no se produzca ese suceso. Cuanto más difícil de conseguir creamos que es algo, más difícil será conseguirlo. Como suele decirse, lucha por lo que te falta, y con toda seguridad será tuyo. Cuanto más fácil de alcanzar creamos que es algo, más fácil nos lo ponemos.

La gente mata y muere por sus convicciones y, sin embargo, personalmente, a mí no me importa que lo que creo esté «bien» o «mal».

Sólo me hago una pregunta: «¿Esta convicción es útil para mí y para aquellos con quienes comparto el planeta?» Si la respuesta es afirmativa, la conservo; si no lo es, la elimino. Es así de simple.

Cuando se trata de perder peso, es posible que lo hayas intentado y hayas fracasado tantas veces que has acabado creyendo que perder peso es dificilísimo o totalmente imposible. Te insto a que te autorices para desprenderte de estas convicciones negativas; sólo serán un estorbo que te impedirá avanzar. Creer que perder peso es difícil —por las razones que sean— causa la obesidad mental.

En realidad, perder peso es muy fácil. Lo que pasa es que hasta ahora lo has abordado de una manera errónea. Cualquier fracaso anterior que hayas sufrido no ha sido culpa tuya; sencillamente, has utilizado unos métodos ineficaces. Cualquiera que utilice métodos ineficaces para alcanzar la meta que sea, fracasará. Esto es lo que hace que sean ineficaces. Por eso, las dietas tienen un porcentaje de éxitos tan bajo.

Cada vez que metes la mano en el fuego, te quemas; cada vez que tratas de perder peso violando la lógica natural de tu cuerpo, tu cuerpo luchará contra ti. Cuando empieces a usar estrategias *efectivas* para perder peso, lo perderás fácilmente y sin esfuerzo.

¿Por qué dejar que unas convicciones viejas y disfuncionales te impidan el paso?

Puedes eliminar las convicciones que causan la obesidad mental reeducando tu mente. Puedes encender y apagar tus convicciones, como si fueran un interruptor, para satisfacer tus necesidades. Hablaremos de ello enseguida. Pero cuanto más fácil creas que es perder peso para ti, más fácil será. Puedes utilizar el poder de la convicción con provecho.

Dentro de poco te ofreceré un conjunto de herramientas muy eficaces para hacer frente al hambre y a la obesidad mentales, pero primero, prestemos atención a la causa no física más importante de la obesidad: la obesidad emocional.

Notas

1. Véase S. Talbott, *The Cortisol Connection*, Hunter House Publishers, Alameda (California), 2002.
2. Véase C. Ryff, «Study: Good health goes beyond diet and exercise», Sitio web de la Universidad de Wisconsin/Madison, 12 agosto 2004, http://www.news.wisc.edu/10034.

4

Obesidad emocional

Cuando sufres obesidad emocional, has llegado a la conclusión, consciente o inconscientemente, de que estar gordo te pone a salvo. Cuando esto sucede, le envías a tu cuerpo el mensaje de que la gordura es el mejor medio para protegerte de las tensiones emocionales de la vida.

La obesidad emocional y el comer emocional

La obesidad emocional es diferente del comer emocional. Éste se produce cuando has formado una asociación entre la comida y algún estado emocional positivo, como el amor, la alegría, la felicidad, la estabilidad o la seguridad. Es la clásica situación de la «comida de consuelo», cuando comemos como apoyo emocional, como diversión y entretenimiento o, simplemente, por el placer de hacerlo.

El comer emocional es algo que todos hacemos hasta cierto punto, en especial en las culturas donde se valora el preparar y compartir la comida. El comer emocional podría, a primera vista, explicar por qué algunas personas están gordas, pero conozco a muchos comedores emocionales que disfrutan de la comida, la asocian al amor y el consuelo, comen todo lo que quieren, y no tienen sobrepeso. Dicho sencillamente, su cuerpo no quiere estar gordo.

En general, comer por cualquier razón que no sea la de nutrirse es una forma de comer emocional.

En cambio, la obesidad emocional es la necesidad real de estar gordo, consciente o inconscientemente, como estrategia emocional de supervivencia. En teoría, podrías no tener ninguna asociación positiva con la comida y no extraer ningún placer del acto de comer, pero sin embargo, sufrir obesidad emocional, porque lo importante no es la comida sino la gordura.

Cómo enfrentarse a la obesidad emocional

Siempre que hablo con alguien sobre cuestiones de peso y detecto que muestran señales de obesidad emocional, suelo interrumpir la conversación y les digo: «No hablemos de lo que comes o no comes actualmente, ni de cuántas veces has intentado ponerte a dieta y has fracasado, ni de qué tipo de cosas se te antojan ni qué tipo de ejercicio haces, ni de cuándo te portas "bien" y cuándo te portas "mal". Creo que tienes una necesidad emocional de estar gordo y que, mientras tengas esa necesidad, ningún programa te dará resultado. Primero descubramos y comprendamos por qué tienes esta necesidad de estar gordo, y luego veremos qué podemos hacer para eliminarla».

Sólo cuando ya han hecho algunos progresos haciendo frente y eliminando las causas de su obesidad emocional, les digo: «Bien, ahora estoy preparado para hablar de tus hábitos en la comida, tus ansias, tu nivel de energía, y lo que es fácil o difícil en tu vida en general y respecto a perder peso en particular. A partir de ahí podemos elaborar un sistema que aborde y elimine las razones de que tu cuerpo quiera estar gordo».

Con mucha frecuencia he visto que una vez que alguien se enfrenta a la cuestión de la obesidad emocional, su peso da un bajón, y no vuelvo a saber nada de esa persona durante meses.

Básicamente, es inútil discutir cualquier tipo de estrategia para perder peso, si tienes razones mentales y/o emocionales por las que necesites estar gordo... a menos que *hagas frente a estas cuestiones.*

Incluso el sistema más sencillo y sin esfuerzo para perder peso fracasará si sufres obesidad emocional. Alguien podría decirte: «Lo único que necesitas es levantar el meñique una vez al día, durante treinta días seguidos, para perder peso», pero si eres presa de la obesidad emocional, encontrarás alguna razón para no poder completar el programa. Te «olvidarás» o «no tendrás tiempo», o «se interpondrán otras cosas». Sabotearás tus esfuerzos para perder peso porque, a un cierto nivel, la necesidad de estar gordo cumple una función de supervivencia de una importancia vital en tu vida.

Los temas de la obesidad emocional

Cualquier intrusión en tus «límites» puede causar obesidad emocional, porque la grasa puede, simbólicamente, ampliarlos. La grasa puede crear distancia entre tú y la persona, cosa o situación que está violando tu espacio. Cualquier forma de abuso, sea física, mental o emocional, es una violación de los límites.

Abusos mentales y emocionales

Unas relaciones abusivas emocionalmente —con personas que controlan, interrogan y dominan— son formas de violación de tu «espacio» mental y emocional.

Bill, un antiguo compañero mío que me conoció cuando yo estaba gordo, vio unas recientes fotos mías y me preguntó: «¿Es ese el auténtico yo que estaba oculto detrás de noventa kilos de grasa extra?» Y yo pensé para mí, sí este es el auténtico yo y eso es, exactamente, lo que estaba haciendo: ocultarme detrás de noventa kilos de grasa extra.

Cuando trabajaba en Wall Street, tenía una relación muy estrecha con alguien que era agresivo en extremo. Aunque le tenía afecto y lo respetaba, también me aterrorizaba. Probablemente, esto que estoy a punto de compartir contigo es mi más profundo y oscuro secreto. A un hombre adulto le resulta difícil reconocer que tiene miedo de otra persona. No importa que mi miedo fuera totalmente irracional e infundado, pero reconozco que no había ni un momento en que, en presencia de esta persona, no estuviera aterrorizado.

Era muy inteligente y un brillante polemista. Constantemente me sometía a interrogatorios y buscaba pelea conmigo. A veces, se enfadaba y seguía enfadado días y días; yo sencillamente nunca me sentía a salvo en su presencia, ni un momento... nunca. *Esta relación de trabajo duró diez años.*

Cerca de él, siempre me sentía como si él estuviera violando mi espacio mental. Nuestra relación de trabajo era tal que, para el éxito de nuestro negocio, los dos dependíamos mucho el uno del otro. Lo necesitaba tanto como él me necesitaba a mí. Como resultado, no había ningún lugar donde huir, ninguno donde ocultarse.

Como no podía escapar, lo único que podía hacer era tratar de crear algún tipo de distancia entre los dos, y eso fue exactamente lo que hice. La grasa creaba esa distancia entre nosotros; en esencia, me escondía dentro de mi cuerpo. La grasa actuaba como parachoques y me hacía sentir muchísimo más a salvo.

La gordura también me hacía sentir más a salvo porque cuanto más enorme fuera yo, menos amenazador parecía ser él. Era más alto y fuerte que yo, y esto hacía que me amedrentara físicamente. A veces, cuando se enfurecía, empezaba a agitar los brazos como si fuera un molino y a tirar cosas, y yo siempre temía que la situación llegara a ser violenta.

En su defensa, debo decir que nunca se puso violento y que no tenía una naturaleza violenta. Pero yo siempre tenía miedo de que acabáramos a golpes. Con el tiempo acabé teniendo, literalmente, el doble de su tamaño. Cuando fui lo bastante enorme, supe que no podría atacarme ni en un millón de años.

La manera en que mi cuerpo se adaptó fue muy parecida a lo que sucede en la naturaleza. A veces, los animales que no pueden huir de sus depredadores llegan a ser tan enormes que ninguno se atreverá con ellos. Mira los elefantes o las ballenas. No pueden correr más que los depredadores, pero tampoco tienen que preocuparse de ellos, porque ninguno va a tratar de atacarlos nunca. Yo no podía huir de mi atacante, así que me convertí en una ballena.

Si tienes una relación abusiva del tipo que sea, necesitas buscar ayuda en la familia, los amigos, los seres queridos o los profesionales. La relación tiene que cambiar o acabar. A veces, una vez que puedes expresarte ante quien te trata mal, él o ella se dará cuenta de la dinámica y cambiará. En la mayoría de casos, cuando se trata de abusos emocionales, el abusador no tiene ni idea de qué pasa por tu cabeza.

No pases por alto tus sentimientos ocultándolos tras un tupido velo, porque son estos sentimientos los que hacen que engordes y que sigas gordo. Si quieres perder peso, debe cambiar la naturaleza de la relación, y también debe cambiar tu manera de sentir respecto a ella. Sencillamente, debes poder sentirte seguro con todas las personas que hay en tu vida. Es un derecho inalienable y, si no lo tienes, debes reclamarlo.

Empieza por reconocer tus sentimientos. Son reales, son importantes y deben ser expresados. Habla con personas con quienes te sientes a salvo, hasta que comprendas tus sentimientos lo bastante bien como para expresarlos ante tu abusador de una manera efectiva. Es posible que los dos necesitéis terapia o mediación de un tercero para solucionar vuestros problemas.

A veces, lo único que se necesita para resolver la obesidad emocional es reconocer que tu miedo es la causa de tu gordura. Quizás ese reconocimiento no haga desaparecer las dificultades que hay en tu relación, pero dejará de hacer que engordes.

Abusos físicos y sexuales

En el caso de abusos físicos, cuando tus límites físicos están siendo violados, la gordura crea un límite y un escudo entre el abusador y tú, de la misma manera que lo hace con el abuso emocional. La grasa aleja, literalmente, al abusador. A veces, en el caso de abusos sexuales, cuando llegas a estar lo bastante gordo, el abusador pierde todo interés en abusar de alguien con un sobrepeso de docenas de kilos.

Muchas personas me han contado tristes historias de haber sufrido abusos en la niñez y de cómo, una vez que llegaron a estar muy gordas, el abusador las dejó en paz. En este caso, la gordura las protegió realmente. Por desgracia, también dejó una huella casi indeleble en su subconsciente. Digo «casi» indeleble porque no tiene por qué serlo; hay cosas que se pueden hacer para eliminar, de forma permanente, la asociación entre estar gordo y estar protegido.

Si has sufrido abusos en el pasado, es posible que esos sentimientos no resueltos sigan influyendo en ti, haciendo que no confíes en nadie y que tengas obesidad emocional. Más adelante, en este mismo capítulo y al final de esta sección, hablaremos de algunos medios para reeducarte, a fin de que puedas sentirte de nuevo a salvo y protegido. *Puedes* liberarte de los grilletes de la obesidad emocional.

Evidentemente, si en la actualidad estás sometido a abusos físicos o sexuales, debes buscar ayuda de inmediato. ¡Los abusos tienen que acabar, y tienen que acabar *ya*! Debes conseguir toda la ayuda que necesites para sentirte a salvo y protegido de esos abusos, y esto incluye acudir a la ley. Tus derechos legales están siendo violados y tienes todo el derecho a conseguir protección legal. Es preciso que *estés* a salvo y, en lo que respecta a la pérdida de peso, necesitas *sentirte* a salvo.

Ocultarse del mundo

Mientras que el miedo hace engordar a algunas personas, a otras las hace adelgazar dolorosamente. En una ocasión, leí una entrevista con una antigua anoréxica, en la cual decía que quería hacerse invisible para el mundo. Sentía que, si era tan pequeña como fuera posible, la gente no la veía.

Cuando leí el artículo, se me ocurrió que aumentar de peso es también una manera de ocultarse del mundo. De la misma manera que una tortuga tiene un caparazón protector dentro del cual se puede esconder cuando algo la ataca, es posible hacer la asociación de que nuestra gordura es un caparazón protector que nos permite ocultarnos de las amenazas que hay en nuestra vida.

Es un ejemplo perfecto de cómo podemos adoptar estrategias opuestas para hacer frente a la misma necesidad; en este caso, la necesidad de ocultarnos. Una manera de escondernos es hacernos menos visibles; la otra entraña retirarnos *dentro* de nuestro cuerpo... debajo de la gordura.

Lo que importa no es la realidad objetiva de la amenaza; lo que determina la reacción es la manera en que tu cuerpo la interpreta.

Una persona puede traducir la necesidad de ocultarse en una necesidad de estar lo más delgada posible. El cuerpo de otra persona interpretará la necesidad de esconderse como una necesidad de estar tan gordo como sea posible, haciendo que tenga obesidad «mórbida» (¡odio este término!). Es exactamente la misma necesidad, con estrategias exactamente opuestas para superar una situación.

Lo grande manda

De niños, hacemos la deducción evidente de que los adultos mandan. Subconscientemente, la asociación entre «grande» y «jefe» sigue existiendo en nosotros. Muchas personas se encuentran más cómodas en el papel de una figura de autoridad si son más grandes. También podemos relacionar ser grande físicamente con ser *importante*. Una persona importante es un «gran» hombre: un gran jefe, un pez gordo, un peso pesado. Los policías, por ejemplo, con frecuencia se sienten más seguros siendo grandes, porque el tamaño y el peso ofrecen la ilusión de autoridad.

Autocastigo

Quizá queramos estar gordos para castigarnos, porque no nos parece que seamos dignos del éxito, de tener un cuerpo hermoso, del amor o del respeto de los demás o de nosotros mismos. Si estamos furiosos con nosotros mismos o si no nos gustamos, estar gordos es una manera de castigarnos.

Leí, en *The New York Times*, la historia de un hombre de 180 kilos que recorrió a pie todo Estados Unidos para perder peso. No siempre había estado gordo; de hecho, antes era marine y estaba muy en forma. No obstante, catorce años antes de esta marcha, a la edad de 25 años, había causado la muerte a dos personas en un accidente de coche.

Las personas que murieron se habían bajado de un autobús en un cruce peligroso y el hombre no las vio. Presa de terribles remordimientos en los meses y años que siguieron, fue aumentando cada vez más de peso. El extremo estrés crónico había disparado sus programas FAT y la gordura era su forma de castigarse a sí mismo. Pero, quizá, su caminata a través del país era la señal de que ya se había castigado lo suficiente, que había «pagado su deuda» y que ahora estaba listo para seguir adelante.

Rebelión

Si a tu familia le preocupa la salud y estar en forma, aumentar de peso puede ser una forma de rebelión personal. Puede que les estés diciendo: «Os estoy privando de la satisfacción que os daría que yo estuviera delgado».

La rebelión siempre tiene que ver con el poder y el control. Todos queremos tener un sano nivel de control sobre nuestra propia vida, así que no es extraño que algunas personas utilicen la obesidad como medio de afirmarse. Si alguien quiere que pierdas peso o te está forzando a perderlo, quizá quieras seguir estando gordo para poder reafirmar que tienes el control de tu vida.

Las dietas siempre han sido un problema en mi familia. Mi padre pesaba mucho de niño, y lo mismo le sucedía a mi hermano (yo, en cambio, era muy flaco de pequeño). Mi padre no quería que mi hermano sufriera el dolor que él experimentó al crecer, así que hacía todo lo que podía para ayudar a mi hermano a perder peso. Pero, por muy bienintencionada que fuera su actitud, sólo servía para que mi hermano se sintiera impotente respecto a lo que comía.

Recuerdo que cuando éramos niños, mi hermano me dijo que cada vez que tenía algo de dinero, iba y se compraba comida basura, con el objetivo deliberado de conseguir el máximo posible de calorías por su dinero.

Los padres, los hijos, los esposos deberían ser conscientes de que al dar constantemente la lata emiten un par de mensajes perjudiciales:

- «No estás bien tal como estás.»
- «Yo sé mejor que tú lo que te conviene.»

El hecho de insistir constantemente puede llevar al resentimiento y a un deseo de seguir gordo, a fin de dejar las cosas claras. Algo de lo que estaré siempre agradecido es que, mientras engordaba, mi esposa nunca dijo ni una palabra, algo que me parece bastante increíble. Creo que esto hizo que me resultara mucho más fácil cuando, por fin, estuve dispuesto a perder peso.

De todos modos, no se puede obligar a nadie a perder peso; lo pierden cuando están dispuestos. Esto se aplica especialmente a los niños.

Poner a prueba el amor: Apartar de nosotros a los seres queridos

Si creemos que alguien nos quiere, no por nosotros mismos, sino por lo que tenemos, es lógico eliminar lo que tenemos para ver si siguen con nosotros «a las duras y las maduras». Si creemos que alguien sólo nos quiere por nuestro aspecto, quizá deseemos poner su amor a prueba comprobando si siguen queriéndonos, con independencia del aspecto que tengamos. También es posible que queramos alejar a nuestra pareja porque nos sentimos indignos de ser amados, o porque está siendo demasiado exigente, emocionalmente o en la cama.

Si acabas de ser madre, es posible que sientas que «necesitas un poco de espacio», tanto respecto a tu marido como a tus hijos. He visto que esto es muy corriente. Puede que quieras a tu familia con todo tu corazón, y sólo quieras dar y dar, pero si no encuentras el medio de reabastecerte, puedes quedarte sin energía. Necesitas algo de tiempo y espacio sólo para ti, y si no lo consigues, tu cuerpo tratará de darte ese espacio creando un parachoques entre tú y tu vida. Lo hace de la única manera que puede, creando una barrera de grasa que te proteja del mundo exterior.

Ser poco atractivo y «la traición»

Si crees que perder peso te apartará de tus seres queridos de algún modo, querrás seguir estando gordo. Quizá tengas un matrimonio donde tú estás perdiendo peso, pero tu pareja no. Esto puede hacer aflorar todo tipo de tensiones. Tu pareja podría ponerse celosa porque tu atractivo es cada vez mayor, o se puede sentir amenazada, porque si «estar gordo/gorda es lo bastante bueno para mí, ¿por qué no para ti?»

Es posible que tu pareja prefiera que estés gordo. Si te parece que tu pareja se siente atraída por ti debido a tu peso, tienes un poderoso incentivo para no adelgazar. También podría ser que, por ejemplo, todos en tu familia sean gordos y que, si te adelgazaras, ya no serías «de la familia». Entonces estarías «traicionando» a tu familia.

Es preciso que seas consciente de que, cuando pierdas peso, tus relaciones con los demás cambiarán. Si tienes miedo de estos cambios, quizá quieras seguir gordo, sencillamente para no «alterar el statu quo». Pero si no cambiar las cosas es importante para ti, sea consciente o inconscientemente, estarás enfrentándote a este miedo a menos que lo elimines. Sí, puedes eliminar este tipo de temores y hablaré de ello en breve.

Dolor

Si alguien que amamos nos deja, sea porque se separa o porque muere, con frecuencia sentimos que no tenemos el control de la situación. En un esfuerzo por aferrarnos a esa persona, es posible que queramos engordar.

Cheryl tenía una hija, Michelle, que murió debido a un tumor cerebral cuando tenía ocho años. Fue una experiencia devastadora, que se cobró un alto precio emocional. Después de la muerte de Michelle, Cheryl aumentó 28 kilos; exactamente lo que pesaba Michelle en el momento de su muerte. Cheryl trataba, en vano, de conservar a Michelle, físicamente, con ella para siempre.

Pero ahora comprende cuál es el problema real de su peso y, en lugar de someterse a una dieta (algo que ha estado haciendo durante más de treinta años), aborda la cuestión más directamente. De hecho, ha escrito un libro sobre su experiencia. Es una historia conmovedora, llena de valentía y triunfo frente a la adversidad y, si te enfrentas a problemas profundos, como éste, es posible que escribir sobre ello te ayude.

La gordura como excusa

Un joven que me llamó creía que nadie lo contrataría porque estaba «mórbidamente» obeso. Le parecía que, para que quisieran contratarlo, primero tenía que perder peso. Comprendí que, mientras pensara de esta manera, no adelgazaría. Utilizaba su peso como excusa para no trabajar. Tenía ciertos conflictos con el trabajo y con reunir las condiciones para conseguir un empleo, y utilizaba su peso como excusa para evitar enfrentarse a ellos.

También podemos usar el peso para evitar enfrentarnos a los problemas de relación. Si alguien afirma que necesita perder peso antes de empezar a salir o embarcarse en una relación, es posible que esté utilizando ese peso para evitar enfrentarse a otros problemas de relación. Es más fácil culpar a la gordura que hacer frente a los conflictos. Mientras utilicemos el peso para huir de otros aspectos incómodos de nuestra vida, nos resistiremos a perderlo porque se ha convertido en la víctima propiciatoria que desvía la atención de los demás y de nosotros mismos de lo que realmente está pasando.

Conflictos de vidas pasadas

Algunas personas creen que hemos vivido antes, otras no piensan así. No me importa cuál sea tu opinión, pero si crees en unas vidas anteriores, quizás abrigues la idea de que tus problemas de peso pueden estar relacionados con esa vida anterior. El doctor Brian Weiss, en uno de sus fascinantes libros sobre la regresión a una vida anterior,[1] cuenta la historia de una mujer que no podía perder peso. Durante una regresión a una vida anterior, se descubrió que habían abusado de ella y había decidido que era menos probable que volvieran a hacerlo si estaba gorda. Una vez que lo comprendió, fue capaz de dejar atrás sus problemas de peso.

Otra historia de vidas anteriores que me han contado es la de un hombre que vivió en una cultura donde estar gordo era sinónimo de ser rico y poderoso. Como resultado, en esta vida su espíritu expresaba el deseo de estar gordo, porque lo asociaba con algo deseable. También me contaron que una señora descubrió que, en sus vidas anteriores, dependía de su cuerpo para conseguir lo que quería cuando quisiera. En esta vida decidió estar gorda para no utilizar su cuerpo como herramienta de persuasión. Cuando lo comprendió, sus problemas de peso desaparecieron.

Encuentro que las personas cuyo peso se ve afectado por conflictos procedentes de sus vidas anteriores, suelen sentir mucha curiosidad por esas vidas anteriores. Es como si algo resonara en su interior cuando les hablan de la posibilidad de que sus problemas de peso puedan estar relacionados por algo sucedido en un pasado remoto.

Traumas

Cualquier trauma, en especial si es grave, puede hacer que sientas que el mundo es un lugar inseguro y pongas en marcha una obesidad emocional. Tenía un amigo que tuvo un grave accidente de moto y, cuando salió del hospital, lo único que quería hacer durante los seis meses siguientes era quedarse en su habitación y comer. El divorcio, la pérdida de empleo, incluso presenciar el trauma de otras personas, puede ser causa de obesidad emocional.

Cómo superar la obesidad emocional debida a un trauma o a abusos sexuales

Si puedes fijar el inicio de tu aumento de peso en un incidente específico de tu vida, por ejemplo que sufrieras abusos sexuales en la niñez, tuvieras un accidente de coche, te divorciaras, experimentaras la separación de tus padres, que un ser querido muriera o te abandonara, que experimentaras una vida anterior o cualquier otro trauma, te recomiendo fervientemente que busques los servicios de un terapeuta cualificado. Hay muchas y excelentes modalidades curativas. Encuentra una que te guste, y dedica algún tiempo a trabajar en el problema y liberar el dolor. Esto te permitirá avanzar y dejar atrás la obesidad emocional. Entre las terapias efectivas que he encontrado están Core Energetics, Soul Retrieval y Análisis de Regresión. Por favor, consulta mi sitio *web* gabrielmethod.com donde encontrarás una lista de terapeutas recomendados, en tu zona.

Pero tengo que insistir con fuerza en este punto: si no haces frente a estos conflictos, no sigues el Método Gabriel. Nadie sabe con seguridad el tiempo que necesitarás para solucionar tus problemas; es un proceso profundamente personal. Puede que se resuelvan en este mismo momento, sencillamente leyendo este capítulo o escuchando mi CD una vez, o pueden ser necesarios meses de terapia intensiva. Sencillamente, no hay manera de predecir el tiempo que te llevará, pero el factor clave es empezar.

Por lo menos, hay una manera fácil de saber algo seguro, ahora mismo. Hazte una sencilla pregunta: «¿Me siento a salvo siendo delgado?» Si la respuesta es no, es que sigue habiendo un problema. ¿Te puedes imaginar delgado? Si no, todavía te queda camino por recorrer, pero no te preocupes. Te ayudaré a trabajar para llegar al final del camino en los próximos capítulos. Asimismo, si alguien comenta que estás estupendo y que cada vez estás más delgado, ¿te sientes feliz o amenazado? Si te sientes incómodo, aunque sea muy ligeramente, es una señal.

En los próximos capítulos, hablaré de medios muy eficaces para hacer frente y eliminar las causas de la obesidad emocional, pero sólo tú sabrás con total certeza si te dan resultado y el grado en que necesitas seguir trabajando en este campo.

No es difícil ocuparse de la obesidad emocional, pero debes hacerlo. Sencillamente, no puedes dejarla de lado. Si la tienes, ninguna dieta, programa o método será efectivo. En lugar de no hacer caso del problema, enfréntate a él y observa cómo el peso desaparece, literalmente, de tu cuerpo.

Sabrás cuándo ha desaparecido tu obesidad emocional porque te sentirás más a salvo, más centrado, menos temeroso, más sosegado, más feliz, más abierto, más positivo y con más control de tu vida. Estos estados emocionales positivos pueden producirse gradualmente o de golpe, cuando abordes y resuelvas tus problemas de obesidad emocional. Ya no tendrás necesidad de estar gordo para sentirte a salvo. Tu cuerpo desconectará los programas FAT y empezará, de verdad, a ayudarte para que pierdas peso.

Bien, ahora que hemos hablado de las muchas tensiones mentales y emocionales que pueden activar los programas FAT, prestemos atención a lo que podemos hacer para eliminarlos.

Nota

1. Véase B. Weiss, *Many Lives, Many Masters,* Simon & Schuster/Fireside Press, Nueva York, 1988. [Hay traducción al castellano: *Muchas vidas, muchos maestros,*, Ediciones B, Barcelona, 2004.]

5

Cómo eliminar las causas no físicas de la obesidad utilizando el modo SMART™

Las señales de estrés que pueden engañar a tu cuerpo y hacer que active los programas FAT se originan, todas, en emociones negativas como el miedo, la tristeza, la añoranza, la ira y el resentimiento. Si no sientes miedo, no padeces estrés. Las emociones negativas le comunican a tu cuerpo que hay alguna forma de peligro ahí fuera y que, de algún modo, no estás a salvo.

Pero puedes eliminar las emociones negativas yendo al origen de estos sentimientos. Después de todo, tenemos que crear nuestras emociones; no surgen de la nada. Lo que creemos genera emociones. Por ejemplo, una única y simple convicción disfuncional, como «Todos me odian», puede generar emociones negativas durante todo el día. En cambio, una convicción más positiva, como «Estoy a salvo», puede tenernos felices y satisfechos toda la vida. Si cambias lo que crees, al instante y de forma permanente transformas tu estado emocional.

Veamos un ejemplo aplicado a la pérdida de peso. Imagina que has decidido arbitrariamente, en algún nivel consciente o inconsciente, que estar gordo te hace, de alguna manera, estar más a salvo. Como sabes, esta convicción es un problema que socavará tus esfuerzos por mucho que te empeñes y te fuerces a perder peso.

Hasta que te libres de ella, estará siempre ahí. Si pudieras cambiar, simplemente, tu modo de pensar para creer que cuanto más delgado estés, más a salvo estarás, tus problemas de peso se solucionarían.

Una simple idea, un simple cambio, y la pérdida de peso se vuelve algo natural que haces sin esfuerzo.

Tampoco es que, para perder peso, tengas que estar *totalmente* libre de cualquier miedo, del tipo que sea; es suficiente que te concentres en los pensamientos que están causando los problemas. Es algo realmente muy fácil de hacer y puede producirse de forma instantánea. Pero tienes que comprender una cosa: no es fácil hacer cambios en tu manera de pensar durante tu estado normal de vigilia, lo que se conoce como el estado «beta» de conciencia. No vas a lograr cambiar unos pensamientos «erróneos» haciendo un esfuerzo consciente ni a fuerza de voluntad. *Debes* entrar en un estado de conciencia en el cual puedas implantar los cambios apropiados y conseguir que se queden contigo para toda la vida.

A este particular estado de conciencia yo lo llamo *Super Mental Awareness Re-education Training Mode* [Modo de entrenamiento para la reeducación de la conciencia mental superior], o modo SMART.

Cuando estás en modo SMART, te conviertes en una máquina de superaprendizaje. Puedes cambiar rápida y permanentemente tu manera de pensar. El modo SMART permite que tu cerebro alcance estados de conciencia muy relajantes y agradables, que los expertos llaman estados «alfa» y «zeta». Son estados naturales, perfectamente normales, por los que pasamos cada noche cuando nos dormimos. La única diferencia es que el modo SMART se produce cuando entras en ese estado conscientemente.

Por esta razón hice el CD de visualización nocturna.[1] Lo primero que hace el CD es relajarnos y ponernos en el modo SMART. Una vez que estás en ese modo, el CD nos da unos consejos extremadamente beneficiosos dirigidos a eliminar las causas no físicas de la obesidad.

Lo que pasa entonces es que, mientras duermes, tu subconsciente integra estos consejos en tu pensamiento, hasta que se convierten en una parte automática de tu vida diaria. Un beneficio adicional es que el CD también te ayudará a dormir maravillosamente cada noche.

Transforma tu cuerpo mientras duermes. No hay nada mejor. Te duermes profundamente y consigues todo el descanso que necesitas, mientras tu subconsciente soluciona tus problemas por ti... para siempre. Es el medio más eficaz y sin esfuerzo de solucionar tus problemas de pérdida de peso.

El modo SMART es parecido a tu estado de conciencia cuando meditas. Es el estado que los artistas alcanzan cuando están en un estado de ensimismamiento (*flow*), y el estado que los inventores brillantes alcanzan cuando les llega la inspiración. Albert Einstein pasó gran parte de su tiempo en modo SMART.

También entras en este estado cuando pintas, pescas, cuando estás en «la zona», durante un acontecimiento deportivo, viendo una representación seductora en extremo, o en cualquier momento en que estás muy concentrado o muy relajado. Los niños pasan mucho tiempo en el modo SMART; por eso son tan impresionables y aprenden tan rápidamente. Si no crees que tus hijos sean *smart* (listos), pregúntate por qué tienen la capacidad de aprender una segunda lengua sin rastro de acento.

Si no quieres escuchar el CD, también puedes entrar en modo SMART y hacer los cambios que quieras. Aquí tienes un medio realmente rápido y fácil de entrar en el modo SMART por ti mismo:

〜〜〜〜〜〜

Dar vueltas a la espina dorsal para entrar en modo SMART

«Dar vueltas a la espina dorsal» es una de las técnicas más eficaces que he encontrado para entrar en modo SMART. Su belleza descansa en su simplicidad.

- Ve a una habitación donde no te moleste nadie durante unos diez minutos.

- Siéntate con la columna recta y los ojos cerrados; imagina un diminuto rayo de luz que gira alrededor de la primera vértebra en la base de la espina dorsal. Cuenta cada vez que el rayo de luz da una vuelta a la primera vértebra, hasta llegar a 10 veces.

- Imagina que trasladas el diminuto rayo de luz a la segunda vértebra y que gira otras 10 veces alrededor de ella. Cuenta desde 11 a 20 mientras el rayo rodea esta vértebra.

- Luego imagina que el rayo de luz sube a la tercera vértebra y gira alrededor de ella 10 veces. Cuenta desde 21 a 30 mientras se mueve alrededor de la tercera vértebra.

- La espina dorsal tiene 24 vértebras. Así que girando en torno a cada una 10 veces y contando de 0 a 240, habrás recorrido la totalidad de la espina dorsal. 240 segundos son 4 minutos; es decir que esta técnica debería llevarte aproximadamente entre 4 y 5 minutos.

〜〜〜〜〜〜

No te preocupes por la localización exacta de cada vértebra. Lo único que tienes que pensar es que si estás contando entre 150 y 160, por ejemplo, tu atención debería estar en el lugar donde imaginas que está la vértebra decimosexta. Yo la imaginaría hacia la mitad de mi espina dorsal. Cuando llegues a 200, tu atención debería estar concentrada alrededor de la base del cuello. Observarás que, conforme subes por la columna, tu mente empieza a calmarse y concentrarse más.

Música para entrar en el modo SMART

Hay muchas compañías que hacen grabaciones musicales especialmente preparadas para llevarte a un estado mental más concentrado y creativo. Lo único que tienes que hacer es escuchar la música, y tu cerebro entrará automáticamente en el modo SMART. Por favor, busca en mi sitio web, gabrielmethod.com, una lista de grabaciones aconsejadas de diferentes compañías que proporcionan este servicio.

Cómo usar palabras con poder en el modo SMART

Cuando estás en el modo SMART, decir algunas palabras y frases puede ser muy eficaz para transformar por completo la manera en que piensas y sientes. A estas palabras las llamo «palabras con poder» porque, cuando las usas en el modo SMART, tienen el poder de convertirse rápidamente en parte de tus pensamientos cotidianos.

Es realmente sencillo. Mientras estés en modo SMART, imagina simplemente cualquier palabra o frase que te gustaría adoptar como manera de pensar. Luego imagínala girando y subiendo alrededor de tu espina dorsal. Mientras lo hace, imagina que va recargando cada célula de tu cuerpo con su intención.

Aquí tienes algunos ejemplos de palabras con poder que a mí me han dado resultado:

Para reducir el estrés

- Relájate
- La vida es fácil
- La vida es flujo
- Todo está bien
- La vida funciona
- Todo va bien

Para cambiar los sentimientos de carencia y limitación

- Abundancia infinita
- La abundancia fluye a mí
- Siempre cuidan de mí

Para la obesidad emocional

- Seguro
- Estoy seguro
- Delgado es seguro
- La vida es segura
- Me siento seguro

Para la obesidad mental

- Perder peso sin esfuerzo
- Perder peso es fácil
- Mi cuerpo quiere estar delgado
- El exceso de peso desaparece de mi cuerpo
- Soy naturalmente delgado
- Soy delgado sin esfuerzo

Al pronunciar palabras en modo SMART, estás reprogramando tu manera de pensar para tener menos estrés y menos miedos y pensamientos disfuncionales que pueden engañar a tu cuerpo haciendo que active los programas FAT.

A la larga, las emociones positivas y poderosas se convertirán en una parte automática de tu vida diaria, de forma que todo el día, sin que tengas que pensar en ello, irás eliminando las señales de estrés que estaban saboteando tu cuerpo, obligándolo a pensar que necesitaba estar gordo. Entonces, tu cuerpo desconectará los programas FAT y la pérdida de peso será automática.

El capítulo siguiente trata de algunas visualizaciones muy eficaces que puedes practicar mientras estás en modo SMART. Estas visualizaciones te permitirán eliminar las causas de la obesidad mental y emocional, y crear el cuerpo que sueñas.

Nota

1. Por favor, visita http://www.gabrielmethod.com/beyondwords, donde encontrarás instrucciones para encargar o descargar el CD *The Gabriel Method Evening Visualization*.

6

Cómo usar las emociones positivas para desconectar los programas FAT

Si consigues cultivar el hábito de pensar de forma positiva automáticamente, podrás reducir en un 90 por ciento las señales de estrés que engañan a tu cuerpo para que piense que no estás a salvo y que necesitas estar gordo para estar protegido. Los pensamientos son hábitos; cuanto más pensamos de una determinada manera, más reforzamos esa manera de pensar.

Es posible que tengas la costumbre de pensar negativamente y de estar furioso y asustado sin siquiera darte cuenta de ello. Como resultado, mientras vas en coche a trabajar, mientras preparas la cena, mientras te vistes —es decir, a lo largo de todo el día—, envías la siguiente señal de estrés a tu cuerpo: «¡No estoy a salvo! ¡Haz algo! ¡No estoy a salvo! ¡Haz algo! ¡No estoy a salvo! ¡Haz algo!»

Tu cuerpo no sabe exactamente qué hacer, pero en algunos de nosotros pone en marcha los programas FAT. Si pasa esto, tienes un problema.

No obstante, pensar positivamente es también una costumbre; cuanto más la practicas, más profundamente arraiga. Si logras tener la costumbre de pensar positivamente, eliminarás las señales de estrés que engañan a tu mente para que ponga en marcha los programas FAT.

El poder de las emociones positivas

Crear el hábito de un pensamiento positivo es una actividad total que eliminará automáticamente casi todas las formas de obesidad emocional que confunden a tu cuerpo y hacen que piense que necesitas estar gordo. Considera esto:

- Cuando piensas habitualmente en positivo, el estrés de las tareas cotidianas no te afecta tanto, así que generas menos señales de *hambre mental.*
- Te nutres de emociones positivas y tu vida es más divertida; así que generas menos señales de *hambre emocional.*
- Te sientes más conectado con el mundo y tu vida tiene más propósito y sentido, así que generas menos señales de *hambre espiritual.*
- Te sientes más seguro, tienes menos miedo y la vida se vuelve menos amenazadora. Te abres al mundo y sientes que tienes más el control. También te sientes menos enfadado y menos inclinado a utilizar la gordura como escudo o como arma: ya no padeces de *obesidad emocional.*
- Es menos probable que des poder a convicciones negativas que te impiden avanzar; así que no tienes *obesidad mental.*

Más abajo encontrarás unas cuantas técnicas muy útiles para crear la costumbre de pensar positivamente. Cuanto más las practiques, más automático se volverá tu pensar en positivo. No sólo permitirás que tu cuerpo pierda peso, también estarás transformando tu mente en un generador de energía positiva. Esta energía influirá y potenciará, asimismo, todos los demás aspectos de tu vida.

Técnicas para aligerar tu carga

Irradiar amor

El amor es la emoción positiva definitiva para descargar tu energía. Hace que tu vida sea más sosegada, fácil, satisfactoria, más llena de sentido y más placentera.

~~~~~~~~~~~~~

Técnica: Siéntate solo y en calma. Utiliza esta imaginería: imagina la sensación del beso suave y amoroso del sol en tu corazón.[1] Siente cómo este beso amoroso de la luz baña tu corazón y luego imagina que irradia en todas direcciones. Siente cómo esta luz ilumina, nutre y recarga con amor todas las células de tu cuerpo. Después de unos minutos, imagina que la luz brilla como un foco, irradiando desde el centro de tu pecho, iluminando y vigorizando todo lo que toca.

Llena la estancia donde estás y luego los árboles, plantas y flores del exterior con este amor. Deja que la luz continúe expandiéndose en todas direcciones hasta que abarque la Tierra entera, el sistema solar, la galaxia, el universo y más allá.

~~~~~~~~~~~~~

En tu vida diaria, siempre que pienses en ello, imagina este foco de amor que emana desde tu corazón. He observado que en el momento mismo en que empiezo a proyectar esta vibración amorosa al mundo, la situación en la que me encuentro se convierte, al instante, en más fácil y agradable. Esto funciona, tanto si estoy en una situación estresante o difícil como si me enfrento a una persona difícil o negativa.

Irradia perdón

Uno de los más elevados estados del ser es el del perdón universal. La vida es un reto para todos. Todos tratamos de satisfacer nuestras necesidades de una u otra manera, y todos hacemos todo lo que podemos con el entendimiento de que disponemos. Todos tenemos necesidades nobles y necesidades egoístas. A veces, la manera en que una persona entiende cómo puede satisfacer mejor sus necesidades choca con las necesidades, exigencias, deseos o derechos de otra persona. Es inevitable. Todos hemos sido heridos y todos hemos herido a otros. Algunas heridas son inexcusables; no obstante, culpar a otros o no conseguir perdonarlos no es útil para nadie, y menos aún para ti.

El perdón es un acto de soltar, un acto de liberar. Liberamos el dolor, la pena y el mal. Cuando podemos soltar todo este equipaje emocional, conseguimos liberarnos de ese equipaje físico que llevamos en forma de exceso de peso.

Juzgarte a ti mismo es igual de malo que juzgar a otros. Nuestros pensamientos son una fuerza poderosa, y si prestas atención a algo, le das más poder. Juzgarte a ti mismo sólo sirve para reforzar tus deficiencias.

Perdonar es un acto de magnanimidad. Te hace sentir bien contigo mismo, lo cual hace que sientas que eres más merecedor de cosas buenas. Cuando sientes que mereces más, eres más capaz de darte a ti mismo el regalo del cuerpo que deseas.

~~~~~~~~

Técnica: Siéntate solo, sosegadamente, y pronuncia la palabra PERDÓN. Pronúnciala lentamente varias veces. Imagina que todas las células de tu cuerpo dicen la palabra al unísono. Al cabo de un rato, te acordarás de algunas personas a las que necesitas perdonar. Cuando alguien surja en tu conciencia, di que lo perdonas. Imagina que todas las células de tu cuerpo lo perdonan. No olvides incluirte también a ti mismo.

~~~~~~~~

Irradia aprecio

Es imposible tener pensamientos negativos mientras sientes aprecio. El aprecio disuelve la negatividad. Allí donde hay aprecio no puede haber tristeza, ira, resentimiento, y esas otras emociones venenosas que disparan los programas FAT. Hay una oportunidad para sentir aprecio en todas las situaciones. Incluso si estás en un atasco de tráfico, ese símbolo fundamental de las molestias diarias, puedes apreciarlo. Quizás el atasco haga que llegues diez minutos tarde, pero puedes agradecer que no te retrase una hora. Puedes agradecer no haber sido parte del accidente que ha causado el atasco, o que tu coche no se haya averiado en medio de la autopista.

Hay un número infinito de cosas que todos podemos apreciar en cuanto nos ponemos a pensar en ello. Puedes decidir sentir gratitud en todo momento y cultivar esta costumbre del aprecio en cualquier circunstancia.

He averiguado que, siempre que estoy en una situación difícil, si pronuncio la frase «Agradezco la gracia de este momento», la situación se transforma casi mágicamente. Para mí, esto se ha convertido en una costumbre y ha hecho que mi vida sea infinitamente más fácil y esté libre de estrés.

―――――――

Técnica: Igual que en la técnica anterior, siéntate solo, sosegadamente, y pronuncia la palabra APRECIO. Dila lentamente varias veces. Siente cómo cada célula de tu cuerpo se incorpora al coro. Después de un rato, te vendrán a la mente cosas y personas para que las aprecies. Cuando cada cosa o persona aparezca en tu mente, siente tu aprecio por cada una.

Es posible que pienses en tu cuerpo. Di: «APRECIO MI CUERPO». Quizá pienses en algún aspecto de tus relaciones, de tu profesión o de tu vida. Aprecia también estas cosas.

Puedes practicar esta técnica diciendo: «ESTOY AGRADE-
CIDO».

~~~~~~~~~~~~

Acepta lo negativo

En una ocasión, leí en el libro de Ken Wilber *No Boundary* [*La conciencia sin fronteras*, en la edición española], que si quieres liberarte de cualquier aspecto desagradable de ti mismo y de todos esos pensamientos y sentimientos sombríos y negativos que van apareciendo sigilosamente, la mejor manera es aceptarlos e integrarlos en tu conciencia. Wilber dice que hay aspectos de ti mismo que has rechazado y apartado de lo que crees es tu verdadero yo. Son como niños traviesos que causan problemas intencionadamente porque quieren atención, aunque sea una atención negativa.

Estos pensamientos pueden causar todo tipo de sentimientos negativos. No podemos creer que unas personas agradables piensen cosas así, de manera que nos juzgamos gente horrible por tener unas ideas tan lamentables. Pero cuanto más luchamos y nos resistimos a los pensamientos negativos, más aparecen. Esto es así porque los recompensamos con una atención negativa. Si recompensamos a los niños con una atención negativa siempre que hacen algo malo, continuarán portándose mal, porque una atención negativa es más que ninguna atención en absoluto. Lo mismo puede decirse de nuestros pensamientos.

Pero, según Wilber, la respuesta es reconocer que estas ideas son parte de nosotros mismos e integrarlas, en lugar de alejarlas de nosotros. Al hacerlo, satisfacemos a los pensamientos, se sienten queridos y dejan de portarse como niños traviesos.

~~~~~~~~~~~~

Técnica: Siempre que tengas un pensamiento negativo, no te demores en él. Di, simplemente: «Te reconozco y te acepto», luego siente cómo ese pensamiento se disuelve. Concéntrate en el alivio y relajación que tu cuerpo siente cuando libera la tensión de cada célula.

~~~~~~~~~~~~~~~~

Acepta tu cuerpo exactamente tal como es

Es importante llegar a un punto donde te sientas cómodo con tu cuerpo, exactamente tal como es en este momento. Una de las cosas que me ayudaron en gran manera al principio fue alcanzar un lugar mental donde decidí que podía vivir el resto de mi vida tal como era (¡y esto fue cuando pesaba más de 180 kilos!), pero que no quería aumentar más de peso. Una vez que alcancé este punto en mis pensamientos, empecé a perder peso.

Por contradictorio que parezca, en lugar de estar insatisfecho e impaciente con tu peso, trata de sentirte cómodo contigo mismo, exactamente tal como eres ahora.

Es otro ejemplo de cómo aceptar que tus aspectos negativos desaparezcan. Es extraordinario lo efectiva que es esta técnica.

Si sientes que no estás bien exactamente tal como eres y que sería mejor que perdieras peso con rapidez, porque se acerca una boda o la temporada de baño o porque no te puedes soportar, estás realmente hambriento de autoestima y autoaceptación. En esencia, ya estás a dieta y, como bien sabemos, las dietas casi siempre fracasan.

Despréndete de tu báscula

No mires cuánto pesas en los seis primeros meses de tu transformación.

Esto va de la mano con estar bien exactamente tal como estás ahora. Según mi experiencia, se pierde peso a saltos enormes, de forma periódica. Esto significa que puedes estar estancado durante ciertos periodos de tiempo. Si te pesas cada día, es fácil que te desanimes durante uno de esos periodos de estancamiento. Sin embargo, son periodos de consolidación importantes. A pesar de que quizá no se vea, podrían estar pasando muchas cosas, bioquímicamente, en tu interior, cosas que te están preparando para el siguiente gran avance.

Si te pesas cada día, fijas la atención en la rapidez con que pierdes peso. Deja de concentrarte en esa rapidez y céntrate, en cambio, en lo efectivamente que transformas tu cuerpo, de forma permanente.

Visualización de la abundancia

Me encanta esta visualización porque actúa en muchos niveles. Preocuparte por tu economía puede activar los programas FAT, como ya sabes. Así que, si te enriqueces, matas dos pájaros de un tiro: solucionas tus problemas económicos y permites que tu cuerpo se libre de su exceso de peso. En mi vida, utilizo la visualización para todo y, cuando se trata de crear más abundancia, esta visualización da, de verdad, en el blanco.

~~~~~~~~~~

Técnica: Imagina que estás en un mar infinito que se extiende hasta donde alcanza la vista, en todas direcciones. Aunque estás en el mar, puedes respirar perfectamente. Ahora imagina que este mar es realmente un océano de abundancia y que una gota de esta agua es igual a más dinero del que Bill Gates puede ganar en toda una vida... ¡una sola gota! Estás completamente sumergido en el mar, que se extiende todo lo lejos que puedas imaginar, en todas direcciones. Ahora imagina simplemente que los poros de tu piel se están abriendo y que el agua penetra en tu cuerpo y luego fluye a tu vida. Imagina que fluye a través de ti y crea cualquier tipo de abundancia que quieras:

casas, coches, mansiones, o simplemente una sensación general de seguridad. Afirma que siempre estás en este mar y que, en cualquier momento que necesites ALGO, cualquier cosa, lo único que tienes que hacer es abrir los poros y dejar que fluya a ti.

～～～～～～～

Lo que me gusta de esta visualización es que da resultado en muchos niveles. Cuando la haces en modo SMART, estás explotando el enorme poder de tu mente para atraer riqueza, seguridad y abundancia. Le estás comunicando a tu cuerpo que no hay necesidad de acumular nada porque no hay escasez de nada, así que empiezas a perder peso. Y estás reprogramando totalmente la convicción disfuncional de que tienes que luchar para conseguir riqueza y abundancia, permitiéndoles que, simplemente, fluyan a ti.

No puedes ni imaginar lo efectiva que es esta visualización para hacer que sientas menos estrés, para perder peso y para aumentar el fluir de la abundancia a tu vida. Yo la utilizo para cualquier aspecto de mi vida en el cual siento que hay una carencia. Por ejemplo, cuando quiero más amor, imagino que el infinito océano es realmente un océano de amor, y luego abro mis poros e imagino que el amor fluye a mí desde todas direcciones. Lo hago con mucha frecuencia, y siempre me sorprende que las personas que hay en mi vida son mucho más cariñosas después.

～～～～～～～

Visualización para ser guiado a tu camino más elevado

Imagina que estás en una balsa que es llevada corriente abajo. Delante de ti está el tú de tus sueños: un cuerpo perfecto que vive la vida perfecta que te gustaría vivir. Luego, relájate y déjate ir mientras te sientes guiado naturalmente corriente abajo hacia tu vida ideal. Cuando llegas a tu destino, saltas de la balsa y, de forma literal, te metes en ese cuerpo y esa vida. Ahora vives exactamente tal como te gustaría vivir —según lo que deseas en tu corazón— y lo haces dentro de tu cuerpo ideal. Lo has hecho de forma muy simple: relajándote, dejándote ir, y permitiendo que te guíen a tu camino más elevado.

~~~~~~~~

Descubre tu pasión

Muchas personas han perdido el contacto con la alegría y la pasión hasta tal punto que ni siquiera están seguras de lo que significa seguir los dictados de su corazón. En un tiempo, así es como yo era. Estaba tan agotado que lo único que quería hacer era dormir; nada más, y mucho menos vivir apasionadamente. Pero, ¿qué significa seguir lo que te dicta el corazón? ¿Qué hace que sientas pasión? ¿Para qué vives? Si lo has olvidado, aquí tienes un medio estupendo para recordarlo.

~~~~~~~~

Técnica: Imagina que te despiertas en una preciosa habitación de un castillo, con un balcón desde el que se domina el mar. Imagina una estancia amplia, con una cama con dosel y cortinajes blancos que oscilan con la brisa cálida.

Sólo por este día, no eres padre o madre ni la pareja de nadie. Eres infinitamente rico y no tienes necesidad de trabajar. Todas las personas que hay en tu vida están a salvo y bien cuidadas. Has cumplido con todas tus obligaciones y no tienes absolutamente ninguna responsabilidad. Tienes una energía ilimitada y estás en plena forma. Todo es perfecto.

Un criado entra en la habitación con tu desayuno y te pregunta qué te gustaría hacer hoy. Siente tu respuesta. ¿Qué te *gustaría* hacer hoy? La respuesta es tu pasión: la respuesta es lo que el corazón te pide que hagas. Conecta con esto e imagina que tienes el día perfecto y que disfrutas de cada minuto. Luego, en la vida real, durante el día, trata de incorporar algún aspecto de tu visión a tu vida, aunque sólo sea un gesto simbólico. Afirma que siempre seguirás los dictados 1de tu corazón, y luego entrégate a ese deseo.

~~~~~~~~~~~~~~~

Nota

1. Véase X. Waterkeyn, *Women in Crime*, New Holland Publishers, Sidney (Australia), 2005.

7

Cómo crear el cuerpo
de tus sueños

Uno de los problemas fundamentales a los que nos enfrentamos todos cuando tratamos de perder peso es que no sabemos cómo comunicarnos con nuestra propia mente. Nuestra mente consciente (eso en lo que solemos pensar como nuestra mente) no sabe cómo comunicarse con nuestra mente *inconsciente*. La mente inconsciente es la parte de nuestra mente que controla nuestro cerebro animal.

El propósito principal del cerebro animal es mantenernos con vida, sanos y salvos, y si vivimos lo suficiente, nos inspira a procrear. También controla nuestra hambre y el peso de nuestro cuerpo. El cerebro animal es muy poderoso y su papel es crucial; sin embargo, hay un pequeño problema: no comprende las tensiones de la vida moderna.

El cerebro animal entiende la vida en forma de supervivencia física y de dualidades simples como seguro/peligroso, huye/lucha, duerme/despierta, come más/come menos, engorda/adelgaza, y así sucesivamente. En cambio, nuestra mente consciente piensa en ideas y conceptos como «Me gustaría perder diez kilos para poder ponerme mi vestido favorito y estar guapa en la boda de mi mejor amiga la próxima primavera».

Tratar de explicarle al cerebro animal que te gustaría estar guapa para una boda es un poco como tratar de explicarle a un niño de tres años que ahora, mientras los tipos de interés están bajando, es un buen momento para comprar valores bancarios. Hay demasiados conceptos que son inconcebibles para un niño pequeño.

De la misma manera, el cerebro animal no sabe qué es una boda ni un vestido ni estar guapa ni una mejor amiga, ni siquiera sabe qué es la próxima primavera. Comprende «seguro» y «peligroso», y los muchos componentes químicos que entran en esa ecuación.

Por lo tanto, el reto fundamental para todos nosotros —un desafío de cuya existencia la mayoría ni siquiera somos conscientes— es aprender a comunicarnos con nuestro propio cerebro. Es como ser el dueño de una fabulosa propiedad, cuando el administrador de la finca sólo habla griego antiguo y no hay traductores.

Por eso hay tantos malentendidos y nos sentimos como si estuviéramos en guerra con nuestro propio cuerpo. Quizá *quieres* estar delgado/a con toda tu alma a un nivel *consciente*, pero es tu cerebro animal el que tiene todas las bazas. Si no quiere que estés delgado/a, porque no comprende que esto es lo que *tú* quieres o porque tiene la errónea impresión de que necesitas estar gordo/a para estar a salvo, entonces mala suerte para ti... así de claro.

Pero ¿y si pudieras aprender a hablar con tu cerebro animal? ¿Y si encontraras un medio de comunicarte con él y explicarle que no quieres ni necesitas estar gordo/a, que en realidad quieres y necesitas estar delgado/a? Si consiguieras que tu cerebro animal lo comprendiera, desconectaría rápidamente los programas FAT. Bien mirado, tiene el control *absoluto* de tu cuerpo, pero es también tu complaciente siervo. Lo único que necesitas es hablarle en un idioma que pueda comprender, y todos tus problemas se solucionarán.

Por fortuna, hay un medio para hacerlo.

Imágenes. El idioma universal

Igual que puedes utilizar imágenes para comunicarte con alguien que no habla tu lengua, puedes usarlas también —en forma de visualización— para comunicarte con tu cerebro. Imagina que estás en otro país cuya lengua no hablas y necesitas hacer algo básico, como ir al lavabo. Intentas preguntarle a alguien dónde está, pero no te entienden. Intentas la mímica, creyendo que está claro, pero lo único que consigues es que se te queden mirando fijamente, porque creen que eres una especie de bicho raro. Entonces, ¿qué haces? Lo lógico es coger un papel y un lápiz y dibujar un váter.

En cuanto le enseñas el dibujo a alguien amigable, has conseguido tu objetivo. No importa que sólo hable swahili. Si alguna vez ha visto un váter, sabrá exactamente qué necesitas y te podrá orientar en la dirección correcta. Los símbolos y las imágenes son un lenguaje universal que todo el mundo comprende.

Comunicarte con tu propio cuerpo no es diferente. Si creas una imagen visual de una versión más delgada de ti mismo, tu cerebro comprenderá y trabajará para hacer que suceda.

Problema resuelto.

Esta es la razón de que la visualización dé tan buenos resultados. Cuando creas una imagen visual del aspecto exacto que quieres tener, básicamente te estás programando para tener ese aspecto. Le estás hablando a tu mente inconsciente y a tu cerebro animal, diciéndoles:

- Quiero estar delgado.
- Necesito estar delgado.
- Estás interpretando mal los mensajes.
- Desconecta los programas FAT, por favor.

Más sobre el modo SMART

La clave para una visualización efectiva y lograda es realizarla cuando estás en el modo SMART (véase el capítulo 5). Cuando estamos en el modo SMART, nuestra cháchara interna se silencia. Nuestra capacidad para concentrarnos y crear una imagen visual es mucho más fuerte; por lo tanto, el mensaje que enviamos a nuestra mente inconsciente es mucho más claro. Es como mirar tu reflejo en un estanque de aguas tranquilas. Cuando el agua no se mueve, puedes ver tu reflejo con tanta claridad como cuando te miras en un espejo. Pero si hay olas, tu reflejo se distorsiona completamente. La mente inconsciente es igual; cuando está tranquila, se convierte en un estanque sin olas. En estado de quietud, puede comprender la imagen que estás creando y entender qué es lo que quieres.

Cuando la mente está acelerada, hay demasiadas olas de pensamiento que distorsionan la imagen; por lo tanto, la clave del éxito reside en practicar la visualización cuando estás en modo SMART. El modo SMART es el eslabón perdido en la pérdida de peso y tiene el poder de transformar tu cuerpo en un cuerpo que *quiere* estar delgado.

Deepak Chopra tiene una explicación diferente de por qué practicar la visualización en el modo SMART es tan efectiva. En su obra maestra clásica, *The Seven Spiritual Laws of Success (Las siete leyes espirituales del éxito)*, habla de la «Ley de la pura potencialidad» y de la «Ley de la intención y el deseo». Según el doctor Chopra, podemos manifestar cualquier cosa que queramos en nuestra vida, llevando la intención y el deseo al «campo de la pura potencialidad».

La imagen visual del aspecto que te gustaría tener es la intención y, cuando estás en el modo SMART, entras en lo que el doctor Chopra llama el «campo de la pura potencialidad». Así pues, según esta teoría, al visualizar tu cuerpo ideal en el modo SMART, estás manifestando ese cuerpo... estás creando el *cuerpo de tus sueños.*

Soy la prueba viva de que esto es así. El cuerpo que tengo ahora es exactamente el cuerpo que visualicé mientras iba perdiendo peso. No creo que sea una coincidencia. No fue sólo que perdí peso; ahora tengo *exactamente* el aspecto que imaginé tener. Cuando pesaba más de 180 kilos, cualquiera que hubiera visto una foto de cómo imaginaba mi aspecto se habría echado a reír y habría dicho que «estaba soñando»... *que, claro está, es lo que hacía.*

**Estaba visualizando mi cuerpo ideal
en el poderoso estado de vigilia/sueño
del modo SMART.**

Por demencial que aquella imagen pudiera haber parecido a otros, yo me aferré a ella y creí en ella, y ahora el sueño se ha hecho realidad; igual que puede hacerse realidad también para ti.

Otro plus de la visualización es que, cuando lo hagas con frecuencia, empezarás a *creer* que vas a tener el aspecto con el que visualizas tu cuerpo. En el capítulo 3, al hablar de la obesidad mental, nos referíamos al tremendo poder de las convicciones. Específicamente, sabemos que lo que creemos tiene el poder de matarnos o curarnos, y sabemos que puede controlar casi todos los aspectos de nuestra experiencia vital. Cuando empiezas a creer que tendrás un aspecto dado, estás explotando el poder de las convicciones para conseguirlo. Incluso si, al principio, quizás estés visualizando sin convicción, al final esa convicción llegará, igual que todo el poder que necesitas para alcanzar tus propósitos.

Lo bonito de esta práctica es que, una vez que estés en modo SMART, sólo se necesita un minuto para crear la imagen.

Usa las técnicas de visualización que hay a continuación para que la próxima vez que imagines tu cuerpo ideal y alguien venga y diga: «Ya, claro, en tus sueños», puedas responder: «Sí, en mis sueños y pronto en la vida real».

Convertir la visualización en costumbre

Es importante que la visualización llegue a ser un hábito. Cuando lo consigas, estarás en camino de transformar tu cuerpo de dentro a fuera.

La visualización se va haciendo más fácil con el tiempo. Lo que puede exigirte varios minutos el primer día, quizá sólo te cueste un par de segundos, sin esfuerzo, al cabo de un mes. Cuando esto suceda, habrás adquirido lo que, en mi opinión, es posiblemente el activo más útil para perder peso que puedes tener: la costumbre automática y sin esfuerzo de programarte para estar delgado.

Visualización básica

Puedes practicar esta visualización en cualquier momento y, sin dudarlo, te animo a hacerlo siempre que pienses en ello. No obstante, alcanza su máxima eficacia cuando estás en el modo SMART, justo antes de irte a dormir o en el momento en que te despiertes.

Simplemente, visualízate exactamente
con el aspecto que te gustaría tener.
En realidad, es lo único que necesitas hacer.
No obstante, si quieres que la visualización
sea todavía más poderosa, imagina que estás
en un lugar agradable, pintoresco.

Por ejemplo, yo me visualizaba de pie, en lo alto de una montaña, o paseando o corriendo por la playa. Imagínate con tu forma ideal, e imagina tu cuerpo en la escena con tantos detalles como puedas. Huele el aire, nota el sol, oye el viento y huele la sal del mar. Contempla una escena tan llena de color como puedas: los matices azules y verdes del mar, el profundo azul y el blanco brillante del cielo, los campos verdes o las montañas cubiertas de nieve... lo que sea que te inspire.

Sitúate en la escena con *todos* tus sentidos. Percibe la manera en que se sentiría tu cuerpo si estuviera en plena forma. Tu piel tiene un brillo saludable, vibrante. Imagina que te pones loción para el sol y sientes la crema fresca en la piel tensa, tonificada y cálida. Ve y siente la fina coordinación de tus músculos bien definidos cuando te pones la loción para el sol. Observa cómo tu estómago liso y tonificado brilla con la loción. Haz que la escena sea visceral y sensual. Eres una Amazona o Afrodita, un Adonis o Apolo físicamente hermoso. Tus movimientos adoptan una gracia felina y vigorosa cuando caminas o corres. Mientras estás en escena, dite a ti mismo: «ESTE SOY YO»; también puedes decir algo como «Amo mi cuerpo» o, quizás, «Adoro estar vivo». Digas lo que digas, *siente* realmente que es verdad.

Cualquier tipo de visualización, tanto si estás en un lugar pintoresco como si no es así, rendirá resultados, pero cuanto más uses tu imaginación y tus sentidos para ponerte en escena, mejores resultados cosecharás. No obstante, si elaborar un escenario complicado es un esfuerzo excesivo, no te preocupes. Simplemente, imagínate delgado de cualquier manera que quieras. La visualización seguirá funcionando.

Otras visualizaciones que puedes hacer

- **El remolino:** Imagina que tienes un remolino en el ombligo que se está tragando toda la grasa de todas las partes de tu cuerpo. Imagina que toda la grasa de tu cuerpo ha sido arrastrada al interior de este remolino y que nunca más la volverás a ver.

- **El lavado de la grasa:** Imagina que una manguera está rociándote el cuerpo y que, al rociarlo, se lleva toda la grasa, igual que se lleva toda la suciedad de un coche. Visualiza que todo el exceso de grasa se va con el agua y desaparece por un sumidero imaginario que hay en el suelo, y que nunca más la volverás a ver. Es una estupenda visualización para hacer mientras estás en la ducha.

〜〜〜〜〜〜〜

Visualizar mientras estás despierto/a

Puedes visualizar que tu cuerpo está en perfecta forma a lo largo del día, siempre que se te ocurra la idea.

Cuando estás regando las plantas, por ejemplo, puedes imaginar que tu cuerpo está en perfecta forma. Ves que los músculos de tus brazos están perfectamente definidos y que tu estómago está plano, sin nada de grasa.

Cuando vas al trabajo o mientras estás sentado/a delante del ordenador, puedes imaginar que tu cuerpo está en perfecta forma.

〜〜〜〜〜〜〜

8

Aplicaciones fáciles
de los principios de la Parte II

Incorporar estos conceptos y actos del modo SMART a tu vida es muy sencillo, aunque quizá parezca que hay una cantidad de información abrumadora. La clave para este cambio es la visualización.

Lo único que necesitas es acostumbrarte a practicar la visualización por la noche, durante unos minutos, justo antes de irte a dormir y, a continuación, escuchar mi CD. El CD aborda todas las cuestiones de que hemos hablado en esta sección: hambre mental y emocional, obesidad emocional, obesidad mental y visualización.

Si no quieres escuchar el CD, haz una sesión de visualización de diez minutos, en modo SMART, en algún momento del día, preferiblemente al empezar la mañana, justo al despertar. Si de verdad estás motivado, es mejor hacer las dos cosas.

Si decides hacer ambas cosas, te aconsejo que empieces escuchando el CD por la noche, durante un mes, y añadas la sesión de visualización en modo SMART, al segundo mes.

Primer mes: Lo básico de la visualización

Practica la siguiente actividad cada mañana y cada noche durante 30 días consecutivos.

Busca una foto de alguien que tenga exactamente el mismo aspecto que te gustaría tener a ti. Podría ser una foto tuya, en una época anterior, o de otra persona, pero lo importante es encontrar una imagen que se parezca mucho al cuerpo que te gustaría crear. No te preocupes por cualquier idea previa que pudieras tener sobre si es «realista» o no que tú tengas ese aspecto. Simplemente, da por sentado que todo es posible, y busca la imagen adecuada.

En la parte inferior de la foto, escribe la siguiente afirmación (u otra parecida):

Utilizo el poder de mi mente
para crear el cuerpo que deseo.

Pon esta foto en un sitio a mano, junto a la cama. Por la noche, justo antes de irte a dormir, haz lo siguiente:

- Mira la foto durante unos treinta segundos.
- Mientras contemplas la foto, di lo que has escrito en la foto.
- Ahora cierra los ojos e imagina que tienes exactamente el aspecto de la foto que mirabas. Puedes hacerlo durante unos segundos o unos minutos, lo que tú quieras.
- Amplía ese pensamiento e imagina que te sientes con el aspecto de la imagen; puedes estar corriendo libre y ágilmente, bailando de gozo, o incluso sintiendo tu cuerpo mientras te pruebas ropa de una talla más pequeña. Deja que esa sensación impregne todo tu cuerpo.
- Pon en marcha el CD y permítete quedarte dormido mientras sigues escuchándolo.
- *A la mañana siguiente,* mientras todavía estás en la cama, antes de levantarte, coge la foto, mírala unos segundos, cierra los ojos y visualiza tu cuerpo ideal, una vez más.

- Dedica un momento a visualizar el día que tienes por delante. Imagina que se desarrolla exactamente como tú querrías, desde el principio al final.

Los expertos dicen que se necesitan 21 días para adoptar una costumbre, así que si haces esto cada día, durante un mes, habrás establecido una costumbre para toda la vida.

Segundo mes: La sesión diaria

Cuando hayas dedicado un mes a crear la costumbre de practicar la visualización por la mañana y por la noche, puedes concentrarte en crear la costumbre de una sesión diaria en modo SMART. Esta sesión diaria no es absolutamente necesaria, pero es útil si tienes el tiempo y las ganas. La sesión debería durar unos 10 minutos. Por supuesto, cuanto más larga, mejor; además, es posible que descubras que disfrutas realmente estando en el modo SMART. Muchos estudios han demostrado que reduce el estrés[1] y los niveles de cortisol.[2] Un nivel elevado de cortisol puede hacer que el cuerpo active los programas FAT,[3] así que sólo el acto de estar en modo SMART puede ayudarte a desconectar los programas FAT (hablaremos más del cortisol en la próxima sección).

No obstante, por el momento, el propósito es cultivar la costumbre de hacer una sesión en modo SMART cada día, durante 10 minutos como mínimo. En 10 minutos se puede lograr mucho. Puedes dedicar 5 minutos a entrar en el modo SMART (véase el capítulo 5) y, una vez que estés en ese modo, puedes dedicar otros 5 minutos a practicar diversas visualizaciones.

Idealmente, tus sesiones en modo SMART deberían ser en el mismo lugar y a la misma hora del día, cada día. Debería ser un lugar donde no te molestaran ruidos ni otras personas. Acuérdate de desconectar el teléfono y decirle a los demás miembros de la casa que no quieres que te molesten.

De lejos, el mejor momento del día para hacer esta sesión en modo SMART es a primerísima hora de la mañana. De hecho, cuanto más puedas vivir por la mañana, mejor. Te recomiendo fervientemente que, si no lo haces ya, encuentres el medio de reservar un espacio de tiempo para ti mismo, al despertar. Si sólo necesitas 10 minutos para una sesión en modo SMART, en realidad sólo significa acostarte 10 minutos antes.

Si lo primero que haces cada mañana es una sesión en modo SMART, puedes librarte de todo el estrés acumulado el día anterior. Puedes empezar el día fresco, centrado y concentrado, de forma que será menos probable que cualquier acontecimiento potencialmente estresante que pueda producirse durante el día te desequilibre.

Después de estar ocupado todo el día, las noches son, con frecuencia, improductivas, pasivas. Por la noche solemos estar exhaustos y, cuando estamos exhaustos, lo único que podemos hacer es comer y que nos entretengan. Es en las horas de la noche cuando, exhaustos y agotados por el estrés, se produce la mayoría de atracones.

Si no haces la sesión de visualización en modo SMART a primera hora de la mañana, recuerda que cualquiera que sea el momento del día en que la practiques, debería ser siempre *a la misma hora cada día y preferiblemente en el mismo lugar*.

Ejemplo de sesión de diez minutos en modo SMART

- Ve a la estancia donde la practicarás.
- Entra en modo SMART (5 minutos, véase el capítulo 5).
- Practica visualizar tu cuerpo ideal (30 segundos, véase el capítulo 7).

- Practica una o dos de las técnicas del capítulo 6 para desarrollar la capacidad de generar emociones positivas automáticamente (2 minutos).
- Visualiza el resto del día y cómo te gustaría que transcurriera (30 segundos).
- A continuación, visualiza las próximas semanas, meses, incluso años, e imagínate llevando una vida feliz, próspera y plena... y con tu forma ideal (30 segundos).
- Finalmente, si te parece, pasa unos momentos pidiendo ayuda y guía para perder peso y para la vida, a un poder superior, de acuerdo a tus creencias (30 segundos).

Te sorprenderá lo diferente que te sientes después de 10 cortos minutos. Te sentirás más sosegado, más centrado y concentrado. Experimentarás un nuevo entusiasmo por la vida. Los acontecimientos diarios que antes te molestaban, te resbalarán como el agua en la espalda de un pato, y tendrás la energía suficiente para enfrentarte al mundo.

Igual que sucede cuando fortaleces los músculos, con la práctica lo harás cada vez mejor. Como resultado, entrarás en el modo SMART más rápidamente, ahondarás más y las técnicas serán mucho más efectivas.

El otro beneficio de la sesión matinal es que es un mecanismo que puedes utilizar para mejorar cualquier aspecto de tu vida que desees. Una vez en el modo SMART, visualiza el resultado que deseas conseguir: una promoción, el traslado a otro lugar, un matrimonio feliz... lo que quieras. *Todo está a tu alcance.*

Escuchando el CD por la noche y haciendo una sesión de visualización por la mañana, ahora cuentas con dos técnicas muy poderosas para transformar totalmente tu cuerpo y cualquier otro aspecto de tu vida que desees.

Notas

1. Véase el informe «Stress», en Well-Connected Website (Nidus Information Services, septiembre 2001): http://www.well-connected.com/report.cgi/fr000031.html.

2. Véase A. Wilson, J. Davidson y R. Jevning, «Adrenocortical activity during meditation», *Hormones and Behavior* 10, n.º 1 (Society for Behavioral Neuroendocrinology), febrero 1978, págs. 54-60.

3. Véase el Apéndice (pág. 239) para más información sobre la relación entre niveles elevados de cortisol y los programas FAT.

PARTE III

Tensiones físicas
que activan los programas FAT

9

Por qué las dietas no dan resultado

Ahora que comprendes la crucial importancia que tiene la conexión mente-cuerpo para perder peso, prestemos atención a algunas de las tensiones físicas que quizás estén activando tus programas FAT y hablemos de lo que puedes hacer al respecto. El estrés físico número uno que hace que tu cuerpo quiera estar gordo es el hecho de ponerte a dieta.

La dieta —el privarte activamente de ciertos alimentos— activa los programas FAT. El estrés de obligarte a comer menos y de negarte la comida que ansías, un día tras otro, causa cambios hormonales y químicos en tu cuerpo. Estos cambios actúan como una señal enviada a tu cerebro de que es hora de pasar al modo de conservación (véase el Apéndice en la página 239 para una explicación más detallada).

Al ponerte a dieta, envías un único mensaje al cerebro: «No hay suficiente comida. Será mejor que transformemos cada caloría extra en grasa, porque no sabemos de dónde vendrá nuestra próxima comida». En esencia, la dieta envía un mensaje de hambruna a tu cuerpo que pone en marcha los programas FAT, y esa es la razón de que las dietas no den resultado.

Es improbable que alguien le haya dicho nunca a una persona que lucha contra su exceso de peso que *coma más*, pero si te estás matando de hambre tratando de perder peso, *eso es exactamente lo que te recomiendo que hagas.*

Todas las dietas siguen un patrón parecido. Al eliminar o restringir fuertemente algunas cosas de tu dieta, tu cuerpo perderá peso durante un tiempo. Es posible que, al principio, lo pierdas rápidamente, pero luego el ritmo de la pérdida se hará más lento. Al final, dejarás de perder peso por completo. Te encontrarás en la desafortunada posición de tener que controlarte, contar calorías o seguir unos programas de comida poco naturales, no para perder peso, sino para mantener tu actual nivel de grasa corporal. Sentirás que estás corriendo en una cinta de andar que cada vez va más rápido. Cuanto más tiempo sigues, más difícil se vuelve.

Desde la perspectiva de tu cuerpo, ahora estás atascado en un modo de hambruna: tu apetito aumenta y necesitas mucha más comida antes de sentirte lleno. Tus papilas gustativas pierden la sensibilidad y empiezas a desear alimentos dulces y grasos. También tu cerebro envía un mensaje a la tiroides para que frene tu metabolismo. Esto hace que dejes de perder peso aunque ahora comas menos. Además, tu cuerpo pasa a un modo constante de almacenamiento de comida: te vuelves muy eficaz almacenando grasas y pierdes la capacidad de quemarlas.

Como resultado, cuando haces dieta, tienes hambre todo el tiempo y luchas constantemente contra las ansias de comer. Cuando, por fin, cedes a tus deseos, recuperas el peso muy rápidamente, porque todo ese exceso de calorías se convierte en grasa. Si vuelves a comer como hacías antes, engordarás más todavía con menos calorías que antes.

Muchos expertos están ahora de acuerdo en que hacer dieta puede, en realidad, *hacer que engordes*. Los estudios han demostrado que es estadísticamente más probable que los adolescentes que hacen dieta estén gordos dentro de cinco años.[1] Y estoy seguro de que tú o alguien a quien conoces ha estado en la «montaña rusa» del peso, como resultado de una serie de dietas sin éxito. ¿Por qué iba a pasar esto si las dietas dieran resultado?

Entonces, ¿por qué tantas personas hacen dieta? Hacen dieta porque no saben qué otra cosa hacer. La sabiduría convencional —que puedes haber aprendido de niño o de adolescente— defiende con fuerza la idea de que comer menos equivale a pesar menos, y que la única diferencia entre quien tiene éxito y quien no lo tiene al hacer una dieta es la fuerza de voluntad. Pero la evidencia química no deja lugar a dudas: las dietas no dan resultado. Las dietas hacen que tu cuerpo *quiera* estar gordo.

Perder peso sin dietas

Si las dietas no funcionan, ¿cuál es la respuesta? Sencilla: ¡come más alimentos de verdad!

¿Qué significa esto? Los alimentos de verdad son lo que comíamos antes de la llamada civilización, antes de que aprendiéramos a «mejorar los alimentos» tratándolos y envasándolos para que duren para siempre. Los alimentos de verdad incluyen fruta fresca, frutos secos y semillas crudos, verduras y hortalizas, ensaladas (preferentemente ecológicas), carnes ecológicas (de animales alimentados con pasto), pollos de granja y pescado (en mi sitio web encontrarás recetas superdeliciosas y supernutritivas).

Esto no quiere decir que tengas que comer estos alimentos *excluyendo* otros; sólo tienes que *añadir* más de ellos a tu actual dieta. Una vez que nutras tu cuerpo, ya no querrá estar gordo. Como resultado, empezará a preferir alimentos de verdad a las variedades «muertas», tratadas, refinadas y artificiales que nos hemos acostumbrado a comer.

Hacer dieta es el acto de forzarte a comer menos, forzarte a no comer ciertos alimentos que ansías, o ambas cosas. Ninguno de los tres métodos da resultado, pero es fácil y efectivo añadir los alimentos y nutrientes que te faltan. Mi estrategia antidieta es aumentar el deseo del cuerpo de comer alimentos de verdad, mientras eliminamos gradualmente el ansia que tiene el cuerpo de alimentos artificiales y falsos.

No obstante, si no quieres esperar y quieres erradicar por completo tus ansias de cualquier comida basura en particular, por favor ve al capítulo 18 para conocer el uso de la visualización para matar las adicciones a los alimentos.

Como es lógico, si ciertos alimentos no te atraen o, mejor todavía, te repelen, evitarlos no te exigirá ningún esfuerzo. Si alguien te dijera que tienes que vivir el resto de tu vida sin comer cartón, tierra o bichos, dirías: «¡Pues vaya cosa! ¿Y?» No es diferente con los alimentos falsos. Cuando tu cuerpo comprenda que los alimentos falsos te están matando de hambre o envenenándote, tu cuerpo empezará a rechazarlos. Y una vez que tu cuerpo los rechace, tendrás la victoria asegurada.

Por otro lado, no te convenzas de que un donut es mejor que algo como la fruta, los frutos secos o las semillas sólo porque, quizá, tiene menos calorías. Es un espejismo. Si tomas alimentos sin ningún valor alimenticio, lo único que haces es reabastecer tus depósitos de azúcar y grasas, y seguirás insatisfecho porque no has nutrido tu cuerpo. Las calorías no lo son todo.

El resultado final es que volverás a tener hambre al poco rato. Cuanto más nutritiva sea la comida, más saciarás tu cuerpo. Tendrás menos hambre y, al final, consumirás menos calorías.

De qué nos morimos realmente cuando nos morimos de hambre

Aunque tengamos toda la comida del mundo a nuestra disposición hoy y podamos comer hasta quedar saciados, es posible, sin embargo, que sigamos muriéndonos de hambre.

Hay dos razones fundamentales de por qué necesitamos comer: 1) calorías y 2) nutrientes. Una caloría es, simplemente, la energía que un alimento le proporciona a tu cuerpo, mientras que un nutriente es una vitamina, mineral, grasa, hidrato de carbono o cualquier otro elemento esencial que sustenta la salud, la integridad o el normal funcionamiento celular. La mayoría de los alimentos que comemos hoy tiene calorías, pero muy pocos nutrientes; como resultado, aunque puede que estemos comiendo calorías más que suficientes, sufrimos hambre en cuanto a nutrición.

La comida no es lo que era. La llamada «comida» que comemos hoy es drásticamente diferente de la que comían nuestros ancestros. Lo que ellos comían eran, sobre todo, alimentos no elaborados, como fruta, frutos secos, semillas, verduras de hoja verde, y carne y pescado recién atrapados. Este tipo de alimentos tiene todos los nutrientes esenciales, en una forma que nuestro cuerpo puede digerir y asimilar.

Gran parte de los alimentos que tomamos hoy engordan, no porque contengan demasiadas calorías, sino porque los nutrientes que contienen son inadecuados y no es posible asimilarlos. Esto es, más específicamente, a lo que me refiero cuando uso el término comida «falsa». Los nutrientes de muchos alimentos modernos son escasos, de mala calidad, o están en un estado no natural, y nuestro cuerpo no sabe qué hacer con ellos.

Comparar lo que nuestro cuerpo ansía y lo que le damos como alimento es como buscar diamantes. Tu cuerpo tiene que revisar toneladas de material a fin de encontrar unas pocas preciosas gemas. Por supuesto, hay toneladas de escombro y abundantes calorías, pero los alimenticios diamantes que, una vez fueron abundantes, ya no están presentes. Tu cuerpo sigue teniendo hambre con la esperanza de conseguir uno o dos nutrientes preciosos, mientras almacena, sin cesar, en tus células grasas, todo el exceso de calorías que los acompañan.

La siguiente es una información clave:

Tu cuerpo pensará que se está muriendo de hambre
y activará los programas FAT, no sólo
si no hay suficientes calorías, sino también
si no hay suficientes nutrientes esenciales.

Tu cuerpo interpreta la falta de nutrientes esenciales como otra forma más de hambruna. Cuando comemos, diariamente, cosas que contienen los nutrientes por los que nuestro cuerpo siente hambre, reciben el mensaje siguiente: «Vale. Ya no sufro hambre. Ya no necesito esta grasa. Ya no hay peligro en estar delgado. Desconecta los programas FAT. ¡YA!»

Nota

1. Véase «Teenage dieters are more likely to be overweight and suffer from eating disorders in the future», sitio web Medical News Today, 14 abril 2006: http://www.medicalnewstoday.com/articles/41494.php.

10

Los elementos esenciales

Es muy sencillo. No todas las calorías son iguales. No todas las grasas son iguales. No todas las proteínas son iguales. Tu cuerpo no trata todos los azúcares y almidones de la misma manera. Vitaminas y minerales deben trabajar juntos, en la combinación adecuada, para dar resultado, y si los minerales no están en la forma correcta, no podrás usarlos en absoluto. El yeso está lleno de calcio. Pero podrías comer una tonelada de yeso y no conseguir ni el más mínimo calcio. De la misma manera, la leche está llena de calcio, pero cuando la pasteurizan, la estructura química del calcio cambia. Se «desnaturaliza» y es, prácticamente, imposible de asimilar.

Sólo que lo metas en tu cuerpo
no significa que acabe en tus células.

Se puede tener hambre de nutrientes esenciales por muchas razones, no todas evidentes.

Todos necesitamos proteínas, hidratos de carbono y grasas. Si tienes sobrepeso, quizá pienses: «¿La grasa no es ya uno de mis problemas?» Pero lo más probable es que tu problema sea que recibes una cantidad insuficiente de esa clase de grasa. Tienes que comer más del *tipo* correcto de grasas, proteínas y carbohidratos.

Si la mayoría de los alimentos que tomas están elaborados y no «vivos», te vuelves crónicamente deficiente en ácidos grasos esenciales, aminoácidos y azúcares. Esta deficiencia crónica, igual que cualquier forma de hambre, puede activar los programas FAT. El cuerpo sigue hambriento con la esperanza de que, al final, comerás los nutrientes de que está hambriento.

Grasas, proteínas y carbohidratos son los tres nutrientes importantes; las cosas que nuestro cuerpo necesita en gran cantidad para funcionar adecuadamente. Veamos primero las grasas.

Ácidos grasos esenciales

La forma más visible y dominante de hambre nutricional que sufrimos hoy es la de los ácidos grasos esenciales.

El término «esencial» significa que debemos tener esos nutrientes y que nuestro cuerpo debe conseguirlos de una fuente externa, igual que una vitamina. Nuestro cuerpo puede fabricar ciertos tipos de grasas (diamantes sintéticos, si quieres), pero no tenemos más remedio que conseguir los ácidos grasos esenciales de lo que comemos.

Los tipos principales de ácidos grasos esenciales que necesitamos diariamente son omega-3 y omega-6.

Muy pocos alimentos de nuestra dieta moderna tienen omega-3. En un tiempo, la dieta contenía muchas menos grasas saturadas y la proporción de ácidos grasos omega-6 respecto a los omega-3 era de 1 a 1. Hoy esa proporción es de 20 a 1. Tenemos, proporcionalmente, veinte veces más ácidos grasos omega-6 que omega-3. Este desequilibrio nada natural causa inflamación, que es un activador importante de los programas FAT.[1]

Innumerables estudios científicos han demostrado que añadir a la dieta ácidos grasos omega-3 ayuda a desconectar los programas FAT.[2] En mi opinión, es casi imposible perder peso de una forma constante y permanente sin contar con un aporte diario suficiente de ácidos grasos omega-3 de calidad.

Otros estudios han demostrado que los ácidos grasos omega-3 son eficaces en el tratamiento de todo tipo de dolencias.[3] Entre ellas:

- depresión
- desorden bipolar
- enfermedades cardiacas
- diabetes del tipo 2
- inflamación
- dolores y molestias
- artritis

La razón de que nos falten los omega-3 es que se alteran muy fácilmente. Una exposición excesiva al calor, el sol y el oxígeno los destruye, igual que la mayoría de sistemas de cocinado y conservación; así que ningún tipo de alimentos elaborados o envasados contiene ya ácidos grasos omega-3 viables. La mayoría de las fuentes de grasas que ingerimos son aceites vegetales, carne y productos lácteos. La mayoría de aceites vegetales se componen principalmente de ácidos grasos omega-6 elaborados, alterados e inservibles, y contienen una forma de grasas muy perjudiciales llamadas trans. Antes, la carne y los productos lácteos contenían grasas omega-3, pero ahora tienen sobre todo grasas saturadas,[4] como resultado de alimentar a las vacas con grano en lugar de hierba.

Pasamos tanta hambre de ácidos grasos omega-3 que este es posiblemente el tipo número uno de estrés físico que pone en marcha los programas FAT.

Entonces, ¿cuál es la solución? No dejes que pase ni un solo día sin tomar tus ácidos grasos esenciales, en especial los omega-3.

Cómo incluir más omega-3 no alterados en tu dieta

- **El aceite de semillas de lino** es una fuente muy rica de omega-3. Úsalo en ensaladas y aliños, ya que no es un aceite para cocinar. Este aceite se enrancia muy fácilmente al contacto con el calor, el sol o el oxígeno. Por esta razón debes conservarlo en el frigorífico para conseguir la máxima efectividad, y usarlo sólo con alimentos fríos. Las semillas de lino molidas son excelentes porque no sólo contienen omega-3, sino que además tienen proteínas y fibra. Se pueden comprar ya molidas, pero en cuanto se muelen, los aceites empiezan a ponerse rancios. Así que es mejor comprarlas enteras y molerlas en un molinillo de café cada mañana. Es lo que yo hago. Luego, a lo largo del día, las espolvoreo por encima de la mayoría de mi comida. Puedes ponerlas en la mayoría de cosas —incluso los postres— para conseguir un agradable sabor y una textura de frutos secos.

- **Come más pescado,** en especial de agua fría, pescados en aguas libres y no criados en viveros o «granjas». Y cuanto menos cocinados, mejor. Si fríes el pescado con mucho aceite, no te queda ni asomo de omega-3 utilizable. En realidad, tendrás suerte si retienes un 30 por ciento de los aceites, lo cocines como lo cocines. Además, si es pescado de granja, el aceite tiene un contenido más alto de omega-6 y más bajo de omega-3.[5] Es interesante que, cuando le preguntaron a una danesa de 115 años de edad cuál era su secreto para una vida tan larga, dijo que se aseguraba de tomar por lo menos un arenque al día.

- **Come carnes y lácteos ecológicos** procedentes de animales alimentados con hierba. Si no es así, la grasa será *grasa saturada*, en su totalidad, no *grasas esenciales*. Es decir, que hablamos sólo de carne y productos lácteos procedentes de animales alimentados con hierba.

- **Consume huevos enriquecidos con omega-3.** Son huevos de gallinas a las que se han dado semillas de lino. Los huevos cocidos tienen más omega-3 sin alterar que los huevos fritos, porque la temperatura del agua al hervir es más baja.

Recomiendo que, además de comer más de estos alimentos cada día, complementes tu dieta con 5 a 10 gramos de cápsulas omega-3. Parece mucho, pero 10 gramos de grasas esenciales sólo se traducen en 100 calorías de grasa. Es menos de la contenida en una ración pequeña de patatas fritas. La diferencia en este caso es que esta grasa extra es de la clase que tu cuerpo necesita.

También necesitas un buen aporte de vitamina E cuando tomes ácidos grasos omega-3, porque ayuda a eliminar el efecto tóxico de ingerir aceite alterado o rancio.

De una u otra manera, yo consigo mi omega-3. Encuentro el medio. Tiene que ser algo diario: ¡es imprescindible! Se necesita tiempo para anular los efectos nocivos causados por años de pasar un hambre crónica de ácidos grasos omega-3. Para comunicar a tu cuerpo que hay ácidos omega-3 en abundancia y que siempre estarán disponibles, no te saltes ni un solo día.

Aceites para freír

Cuando calientas aceite hasta la temperatura adecuada para freír, por lo general destruyes todas sus propiedades beneficiosas. No obstante, algunos aceites son mejores que otros para cocinar. Los mejores son la mantequilla ecológica, el aceite de oliva y el aceite de coco. El aceite de coco es grasa saturada, pero una grasa saturada de «cadena media». Algunos investigadores afirman que estas grasas saturadas de cadena media (MCSF) son beneficiosas para perder peso, porque aceleran el metabolismo.[6] No estoy de acuerdo, pero es un hecho que las MSCF pueden soportar temperaturas altas sin alterarse, así que, por lo menos, conservan los beneficios que tengan. Las grasas son la primera de los tres grandes. Las proteínas también son vitales.

Aminoácidos esenciales

Los aminoácidos son los elementos constructores de las proteínas. Las proteínas construyen nervios y músculos, y son esenciales para todas las funciones del cuerpo. Conseguimos proteínas de los alimentos que ingerimos, y descomponemos, o «desmontamos», las proteínas para conseguir aminoácidos. Es como desmontar una pared para hacernos con los ladrillos; luego utilizamos estos ladrillos para construir otras proteínas que sirvan a nuestras necesidades.

Aunque la mayoría tomamos abundantes proteínas, lo que quizá no sepas es que es posible que la enorme mayoría de las proteínas que ingerimos sean inservibles para nuestro cuerpo. Del mismo modo que el calor y los tratamientos pueden destruir los ácidos grasos, también pueden destruir los aminoácidos, volviéndolos inútiles como fuente de proteínas. La mayoría de las proteínas que ingerimos proceden de alimentos envasados o cocinados. Por lo tanto, aunque quizás estemos tomando abundantes proteínas, nuestro cuerpo puede seguir con hambre de ellas porque están alteradas o desnaturalizadas. El cuerpo no puede utilizar proteínas alteradas, porque son imposibles de asimilar.

Como sucede con todo, lo importante no es la cantidad de proteínas que tomamos, sino la cantidad que asimilamos en las células de nuestro cuerpo. Las proteínas alteradas no se descomponen adecuadamente. Podrías tomar 100 gramos de proteínas al día y, de esos 100 gramos, es posible que sólo 15 fueran utilizables. Tenemos que hacer algo con los residuos, y lo que suele suceder es que nuestro cuerpo convierte esos restos de la proteína en azúcar. Esto significa que se convierten en otra fuente de calorías vacías, que tu cuerpo almacena como grasas.

Se dice que el calostro, esa sustancia altamente nutritiva que sale del pecho de la madre en las primeras semanas antes de que se produzca la leche, tiene sólo entre el 2 y el 4 por ciento de proteínas. En un momento en que los humanos crecen más rápidamente que en cualquier otro periodo de su vida, un momento en que crecen hasta un 30 por ciento en dos semanas, lo hacen con una dieta que sólo tiene entre el 2 y el 4 por ciento de proteína. Es posible porque esa proteína es muy asimilable.

Entonces, ¿qué solución hay para la malnutrición en aminoácidos esenciales? Ingerir más fuentes de proteínas buenas y asimilables:

- Una de las formas proteínicas más asimilables es la proteína del **suero de la leche**. Puedes comprarlo, en polvo, en una tienda de alimentos naturales. Te recomiendo la variedad sin endulzar ni aromatizar, preferiblemente de leche de oveja o cabra, y que sea ecológica. La proteína de suero sin aromatizantes tiene una consistencia cremosa, y se puede añadir a cualquier cosa dulce o salada sin alterar el sabor. Prueba a añadirla al yogur, los aliños cremosos para ensalada, el muesli, los cereales, las tortitas (crepes o panqueques), los biscotes, y cualquier tipo de masa para pan o pasteles. También conseguirás fantásticos batidos, zumos de frutas y helados ricos en proteínas (visita mi sitio web, gabrielme thod/recipes.com, donde encontrarás recetas supernutritivas y superdeliciosas).
- Otras buenas fuentes de proteínas son la **carne ecológica** (de animales alimentados con hierba), los **pollos de granja** y el **pescado de agua dulce**. Igualmente, son beneficiosos los **yogures ecológicos** y los **quesos blancos** (o frescos), en especial de leche de oveja o de cabra. Los **frutos secos** y **las**

semillas crudas (no tostados) también pueden ser buenas fuentes de proteínas.

Cómo sacar lo máximo de la carne

- Si comes carne, la más sana es la ecológica, de animales criados con hierba.
- La carne se digiere mejor cuando se come sola o con ensalada.
- En una comida, toma la carne antes de los carbohidratos.
- Cocina menos la carne para evitar alterar mucho las proteínas.

Elegir las grasas y proteínas adecuadas tiene una importancia capital para perder peso, pero tampoco olvides los carbohidratos. Los buenos son esenciales, y los malos pueden activar los programas FAT.

Azúcares esenciales

Los investigadores han descubierto recientemente que, igual que hay ácidos grasos y aminoácidos esenciales, también hay azúcares compuestos esenciales.[7] Estos azúcares esenciales son importantes porque ayudan a tu cuerpo a construir moléculas mayores, llamadas glicanos.

Los glicanos ayudan a tu sistema inmunitario envolviendo los virus y bacterias y volviéndolos inocuos. También ayudan a las células a comunicarse unas con otras, en particular las células nerviosas y cerebrales. Una dieta rica en fruta y verduras no tratadas debe proporcionarte todos los azúcares esenciales que necesitas; no todos son dulces ni proceden de fuentes dulces. Por ejemplo:

- Fucosa: setas y semillas
- Xilosa: cebada y levadura
- Manosa: brécol, col y semillas

Los azúcares, esenciales o de otro tipo, son una forma de carbohidratos, la principal forma de energía aparte de las grasas. El principal problema en lo que concierne a los carbohidratos es lo que llamo carbohidratos «muertos» (o vacíos), en especial los cereales elaborados, los almidones y el azúcar refinado. Estos carbohidratos no tienen nutrientes esenciales utilizables. Cuantos más ingerimos, más hambrientos estamos. Los carbohidratos «muertos» son, simplemente, calorías vacías que se almacenan en nuestras células grasas. También engañan hormonalmente a nuestro cuerpo para que active los programas FAT.[8] Las peores formas de carbohidratos «muertos» son el pan y otros productos del trigo elaborados, y el azúcar de mesa.

En cambio, la fruta, que es también una fuente de carbohidratos, es valiosísima para eliminar eficazmente muchas de las formas más corrientes de hambre que hacen que tu cuerpo quiera estar gordo.

Toda la fruta fresca tiene azúcares esenciales. La mayoría ayuda a regular el azúcar en la sangre. Se considera que algunas frutas, como las fresas, frambuesas, moras y otras bayas, son una de las principales fuentes de antioxidantes que existen. Los antioxidantes son esenciales para neutralizar compuestos químicos inestables y peligrosos del cuerpo que pueden dañar las células y el ADN.

La fruta también tiene proteínas y, aunque en una cantidad menor que la mayoría de alimentos que se ingieren por su contenido proteínico, las proteínas de la fruta fresca no están alteradas y contienen las enzimas digestivas necesarias para facilitar la asimilación. No importa tanto la cantidad de proteína que se ingiere sino qué proporción de ella se puede asimilar.

La fruta hace que la sangre se vuelva más alcalina, algo muy importante para la eliminación de toxinas. La mayoría de los alimentos que tomamos, como el azúcar, los almidones, la carne y los cereales producen ácidos. La mayoría de enfermedades prosperan en un ambiente ácido. Tratar de contrarrestar el ambiente ácido que causan estos alimentos es una fuente constante de estrés que puede activar los programas FAT. Con frecuencia, el cuerpo se ve obligado a extraer calcio de los huesos y los dientes para neutralizar los desechos ácidos. Esto hace que se vacíe de calcio, y el calcio, como sólo hace poco que estamos averiguando, es verdaderamente esencial para la pérdida de peso.[9]

Toma una decisión informada

He hablado de los carbohidratos «muertos», tratados, refinados, cultivados de forma convencional, y de cómo productos como el pan, los cereales, la pasta, el azúcar, las patatas y los alimentos preparados pueden estar entre tus mayores enemigos. Tómalos mientras el cuerpo siga deseándolos, porque finalmente esas ansias desaparecerán. No obstante, entretanto, siempre que puedas elegir entre una comida que tiene esos alimentos y otra que no los tiene, elige la que no los tiene. *Hazlo solamente si, de verdad, tanto te da una cosa como la otra.* Decidir tomar comida sana cuando sinceramente no te importan las otras alternativas es una ocasión perfecta para acelerar las cosas.

Por ejemplo, si comes fuera y puedes elegir entre lasaña con puré de patatas, más un segundo de macarrones con queso, o bien pollo a la plancha con costra de almendras y verduras aliñadas con vinagre balsámico de miel y espárragos con salsa holandesa, ve a por el pollo.

El peor momento para tomar carbohidratos «muertos» es por la noche, porque mantendrán tu cuerpo en el modo de almacenamiento de grasas[10] toda la noche. Esto significa que toda la noche estarás fabricando grasa. Si tomas carbohidratos «muertos» para desayunar o almorzar, la oportunidad de usar el azúcar, en lugar de almacenarla en tus células grasas, es mayor. La mejor manera de ingerir carbohidratos «muertos» es con alguna fuente de proteínas, fibra o grasas esenciales, o con las tres. Toma la grasa, la proteína y la fibra antes de los carbohidratos «muertos» y harás que la velocidad en que el azúcar entra en la corriente sanguínea sea menor. Si cenas fuera, es mejor ingerir el pan después de haber tomado el aperitivo o después de haber comido parte de la cena. Asimismo, elige el pan más integral, con semillas o frutos secos que puedas, porque tiene más fibra, grasas esenciales y proteínas.

Aquí tienes una lista de diferentes tipos de pan, por orden de preferencia:

1. Pan de cereales germinados: Se suele encontrar en la sección de alimentos refrigerados de la tienda de alimentos naturales. Está hecho con cereales germinados, en lugar de con cereales molidos, y es muy beneficioso. Algunos tienen un sabor excelente, pero no saben realmente como el pan al que quizás estés acostumbrado. Puedes cortarlo en rebanadas y tostarlo; va bien con mantequilla de almendras y rodajas de plátano. Resulta un sándwich estupendo con brotes, aguacate, pollo, mostaza y otros condimentos e ingredientes. También puedes usarlo para hacer biscotes.

2. Pan casero: Compra cereales integrales ecológicos en la tienda de alimentos naturales y muélelos con el molinillo de café hasta convertirlos en harina. Puedes utilizar esta harina con otros ingredientes en una elaboradora de pan casero. Experimenta con diferentes cereales, frutos secos, semillas y frutas; recuerda que es importante hacer el pan tan pronto como hayas molido el grano.

3. Pan ecológico, comprado en la tienda, sin gluten ni trigo: Es pan hecho de cereales como la espelta (o escanda) y el arroz; dice específicamente que no tiene gluten. El gluten es una sustancia pegajosa, no nutritiva, del pan que interfiere en la capacidad del cuerpo para digerir y asimilar nutrientes.

4. Pan ecológico, sin trigo: Es un pan hecho con cereales de cultivo ecológico, como la espelta, el arroz, el centeno y la avena.

5. Pan ecológico de trigo integral: Es un pan hecho con trigo integral de cultivo ecológico.

Si caes por debajo de este nivel y vas a un pan de trigo cultivado de forma convencional, sea integral o no, estás comiendo algo que es mucho peor para ti. Los cereales cultivados convencionalmente tienen más de 20 diferentes agregados: pesticidas, estabilizadores, conservantes, fungicidas, etc. Todos han sido despojados de cualquier nutriente, y los subproductos tóxicos bloquean la capacidad del cuerpo para absorber los nutrientes de otros alimentos.[11]

Hay una ventaja importante en comer frutas y verduras de cultivo ecológico «vivas»: tienen una cualidad que sólo está presente en los alimentos ecológicos. Es una característica que falta en los alimentos «muertos» cocinados y tratados en exceso, aromatizados artificialmente, que forman la mayor parte de nuestra dieta moderna. Esa característica es la *vitalidad*.

Notas

1. Véase el Apéndice (pág. 239) sobre cómo las citoquinas proinflamatorias pueden activar los programas FAT.
2. Para más información sobre cómo los ácidos grasos omega-3 aumentan la sensibilidad a la insulina e invierten la hiperinsulinemia, véase R. Rosedale, «Insulin and its metabolic effects», Mercola.com Newsletter, julio 2001,

http://articles.mercola.com/sites/articles/archive/2001/07/14insulin-part-one.aspx. Y para una discusión sobre cómo los ácidos grasos omega-3 reducen la inflamación y las citoquinas proinflamatorias, véase B. Holub, «Clinical nutrition 4: Omega-3 fatty acids and cardio vascular care», *Canadian Medical Association Journal* 166, n.º 5 Canadian Medical Association, 5 marzo 2002, págs. 608-615; A. Sher, C. Serhan y cols., «Stereochemical assignment, anti-inflamatory properties and receptor for the omega-3 lipid mediator Resolvin E1», *The Journal of Experimental Medicine* 201, n.º 5 Rockefeller University Press, 7 marzo 2005, págs. 713-722; y L. G. Cleland, M. J. Jamesy cols., «The role of fish oils in the treatment of rheumatoid arthritis», *Drugs* 63, n.º 9, Adis, 2003, págs. 845-853. Véase también el Apéndice (pág. 239) para la relación entre la resistencia a la insulina, triglicéridos elevados, inflamación y los programas FAT.

3. Véase L. Arab, «Biomarkers of fat and fatty acid intake», *The Journal of Nutrition*, 133, n.º 3, American Society for Nutrition, marzo 2003, págs. 925S-932S; I. Mustafa y M. M. Berger, «Metabolic and nutritional support in acute cardiac failure», *Current Opinion in Clinical Nutrition Metabolic Care* 6, n.º 2, Lippincott Williams & Wilkins, marzo 2003, págs. 195-201; D. Bhatnagar y P. Durrington, «Omega-3 fatty acids: Their role in the prevention and treatment of atherosclerosis-related risk factors and complications», *International Journal of Clinical Practice* 57, n.º 4, Blackwell Publishing, mayo 2003, págs. 305-314; R. R. Brenner, «Hormonal modulation of delta6 and delta5 desaturases: Case of diabetes», *Prostaglandins, Leukotrienes Essential Fatty Acids* 68, n.º 2, Elsevier, febrero 2003, págs. 151-162; P. C. Calder, «Long-chain N-3 fatty acids and inflamation: Potential application in surgical and trauma patients», *Brazilian Journal of Medical and Biological Research* 36, n.º 4, 2003, págs. 433-446; S. J. Yeh y W. J. Chen, «Effects of fish oil in parenteral nutrition, *Nutrition* 19, n.º 3, Elsevier, marzo 2003, págs. 275-279; A. Colin, J. Reggers y cols., «Lipids, depresion and suicide», *Encephale* 29, n.º 1, Elsevier, enero-febrero, 2003, págs. 49-58; M. Haag, «Essential fatty acids and the brain», *Canadian Journal of Psychiatry* 48, n.º 3, Canadian Psychiatric Association, abril 2003, págs. 195-203; S. Harris, Y. Park y cols., «Cardiovascular disease and long-chain omega-3 fatty acids», *Current Opinion in Lipidology* 14, n.º 1, Lippincott Williams & Wilkins, febrero 2003, págs. 9-14; C. Hennekens y J. Skerrett, «Consumption of fish and fish oils and decreased risk of stroke», *Preventive Cardiology* 6, n.º 1, American Society for Preventive Cardiology, 2003, págs. 38-41; y L. Spector y M. Surette, «Diet and asthma: Has the role of dietary lipids been overlooked in the management of asthma?», *Annals of Allergy, Asthma and Immunology* 90,

n.º 4, American College of Allergy, Asthma and Immunology, abril 2003, págs. 371-378 y 421.

4. Véase R. Rosedale, *The Rosedale Diet*, Harper Collins, Nueva York, 2004.

5. Véase J. Rubin, *The Maker's Diet*, Penguin, Nueva York, 2004.

6. Véase http://www.mercola.com/products/coconut_oil.htm para más información sobre el aceite de coco como buena alternativa para cocinar.

7. Véase J. Thompson, «Essential 8», sitio web de The Health Sciences Institute, 14 octubre 2004, http://www.hsibaltimore.com/ealerts/ea200410/ea20041014.html.

8. Tomar una dieta con muchos cereales procesados y azúcares refinados puede llevar a la resistencia a la leptina y la insulina. Para más información, véase R. Rosedale, «Insulin and its metabolic effects», Mercola.com Newsletter, julio 2001, http://articles.mercola.com/sites/articles/archive/2001/07/14/insulin-part-one.aspx; y R. Rosedale, *The Rosedale Diet*, ob. cit. (nota 4).

9. Véase J. Yanovski y S. Parikhand, «Calcium intake and adiposity», *American Journal of Clinical Nutrition* 77, n.º 2, febrero 2003, págs. 281-287.

10. Véase J. Allbritin, «Wheaty indiscretions: What happens to wheat, from seed to storage», *Wise Traditions in Food, Farming and the Healing Arts* 4, n.º 1, Weston A. Price Foundation, primavera 2003.

11. Ibíd.

11

Vitalidad:
El nutriente esencial con cero calorías

Hay otro componente en la comida que nuestros cuerpos necesitan, además de las calorías, las proteínas, las grasas, los carbohidratos y diversos nutrientes químicos, y es la fuerza vital del propio alimento. Cuando tomamos un alimento «vivo», biológicamente activo, asimilamos su fuerza vital.

A lo largo de la historia, culturas de todo el mundo han reconocido que una sutil energía rodea, impregna y anima todas las cosas vivas. Esta energía hace posible la vida y traduce las ideas en movimiento. Permite que el sistema nervioso autónomo haga que el corazón no deje de latir y la sangre no deje de circular. Cuando esta energía desaparece, la conexión se corta y se produce la muerte. El cuerpo se convierte entonces sólo en una estructura muy organizada de sustancias químicas en descomposición.

La energía vital ha tenido muchos nombres a lo largo de la historia: ch'i/ki/qi, prana, shakti, fuerza vital, energía sutil y, más recientemente, orgón y biofotones, por nombrar sólo unos cuantos. En nuestro propio cuerpo, esta energía recorre caminos particulares, conocidos como meridianos de acupuntura por la medicina china. También se los llama *nadis* en la medicina ayurvédica india.

Podemos estar desvitalizados, no sólo porque no tenemos suficiente energía vital en nuestro cuerpo, sino también porque estos canales, o meridianos, se pueden bloquear. La medicina china cree que el estrés, las toxinas, los pensamientos bajos de energía y las emociones negativas causan bloqueos en el fluir de la energía sutil y que estos bloqueos son la causa fundamental de todas las enfermedades y depresiones. La enfermedad, según los médicos chinos, se manifiesta primero como un bloqueo de energía, antes de materializarse como dolencia física.

La energía bloqueada se estanca, y el estancamiento es desvitalización. Del mismo modo que es menos sano beber de un charco de agua estancada que de un arroyo que fluye, la energía estancada en nuestro cuerpo es menos sana que la energía que fluye.

La desvitalización es el beso de la muerte para la pérdida de peso

Causa estrés, activa los programas FAT,[1] y hace que estemos perpetuamente hambrientos y cansados. Como estamos agotados todo el tiempo, sentimos ansia de azúcar para incrementar nuestra energía. Como resultado, acabamos ingiriendo comida basura sólo para llegar al final del día. También nos disgustamos con más facilidad y nos inclinamos más hacia los pensamientos negativos, bajos de energía. Esto crea más estrés, más emociones negativas, más bloqueos de energía y más desvitalización; es un auténtico círculo vicioso.

Se pueden desbloquear los canales de energía reduciendo el estrés, los pensamientos negativos y las emociones negativas; todas ellas cosas de las que hablamos en la sección anterior. También se puede reabastecer esta energía pasando más tiempo en la naturaleza.

En el mundo de la Era Espacial, raramente interactuamos con los elementos de nuestro entorno natural. Hay vitalidad en toda la naturaleza: el sol, el aire fresco, el agua, la tierra, los árboles, las montañas y la hierba, todos tienen su propia energía, que absorbemos cuando estamos en su presencia. Hasta hace muy poco, pasábamos la mayor parte del tiempo al aire libre, interactuando con esta energía y absorbiéndola. Ahora pasamos la mayor parte del tiempo en el interior, aislados de la nutritiva vitalidad de la naturaleza y, así, seguimos desvitalizados, pasando hambre de vitalidad.

También se puede reabastecer esta energía particular comiendo más alimentos «vivos» y vibrantes. En estos momentos, los nutricionistas y los expertos se centran en las cosas de cuya existencia están seguros, como las calorías, los carbohidratos, las proteínas, las grasas, las vitaminas, los minerales, los antioxidantes, los fitonutrientes y demás. Pero todos ellos son sólo sustancias químicas, esenciales, sí, pero el cuadro está incompleto. La ciencia dominante no reconoce esta energía vital como elemento esencial en los alimentos que comemos por una sencilla razón: no disponemos de instrumentos para identificarla, cuantificarla o comprobar su movimiento. Pero también es verdad que no sabíamos que existieran las bacterias hasta que inventamos el microscopio, ni sabíamos que hubiera ondas radioeléctricas hasta que inventamos el receptor.

Los humanos somos infinitamente más complejos y valiosos que las sustancias químicas que forman nuestro cuerpo, y la comida cruda es infinitamente más nutritiva que su mera composición química. Hoy, casi todos nuestros alimentos están enlatados, envasados, procesados o cocinados y, por lo tanto, «muertos» y desvitalizados. La tendencia a tomar más alimentos «muertos» y menos «vivos» ha ido aumentando a un ritmo exponencial en los últimos cincuenta años (aproximadamente al mismo ritmo que ha aumentado la obesidad).

Constantemente, se publican estudios que validan la idea de que el alimento del que nuestro cuerpo está realmente hambriento es este componente energético, invisible. De especial interés es la técnica de contar emisiones de fotones. Todos los organismos vivos emiten biofotones o luminiscencia de bajo nivel (luz con una longitud de onda entre 200 y 800 nanómetros). Se cree que esta energía lumínica se almacena en el ADN durante la fotosíntesis, y la célula la transmite constantemente.

Algunos investigadores han llegado a la conclusión de que cuanto más alto es el nivel de luz que una célula emite procedente de lo que comemos, mayor es su valor. Esta energía lumínica procede del sol, y cuanto más sol se puede almacenar en las células, mayor es el potencial para transferir esa energía a la persona que la consume.[2]

La conexión de la vitamina D

Hay pruebas crecientes de que comer alimentos crudos y pasar tiempo al sol, desactiva los programas FAT, y estas pruebas se relacionan con la vitamina D. Sólo ahora estamos descubriendo que esta vitamina es esencial para desconectar los programas FAT. Hay crecientes datos estadísticos que demuestran que la obesidad puede estar asociada a una deficiencia de vitamina D,[3] y la mejor fuente de vitamina D es el sol.

Los estudios han descubierto que los veganos (personas que sólo toman una dieta de alimentos crudos), tienen unos niveles de vitamina D más altos que los demás.[4] Es algo increíble, si tenemos en cuenta que, antes, se creía que comer carne era el único medio de conseguir vitamina D. Una posible explicación de esto es que los alimentos crudos contienen el mismo componente energético que el sol, y convertimos esta energía sutil en vitamina D, igual que hacemos con el sol. Por favor, ten en cuenta que no te estoy recomendando que te conviertas en un vegano que sólo toma alimentos crudos ni en un adorador del Sol; lo que propongo es que des más valor a los alimentos crudos, añadiéndolos a tu dieta siempre que sea posible, y que tomes el sol de la manera más segura posible.

Cuando tomamos alimentos «vivos», asimilamos vida. Tomar alimentos «muertos» sólo nos acerca a la muerte. La pregunta que debemos hacernos no es cuántas calorías tomamos al día, sino cuánta vitalidad necesitamos al día y cómo podemos conseguirla.

Las calorías y la vitalidad no tienen nada que ver entre sí. Podemos tomar 5.000 calorías al día, pero si no hemos conseguido nuestra dosis diaria de vitalidad, es posible que sigamos hambrientos. Cuando recibamos la vitalidad necesaria que nuestro cuerpo ansía, en unas cuantas calorías elegidas y supercargadas, nos sentiremos completamente satisfechos. Es esta vitalidad la que nos hace sentir completamente saciados, y no la experiencia adictiva, de corto alcance, de tomar sustancias químicas procesadas y muertas.

Cada vez que descubrimos un nuevo componente esencial en la comida, averiguamos que sólo está presente en los alimentos crudos; procesar los alimentos destruye ese componente o lo anula. Por lo general, a alguien se le ocurre embotellar y comercializar un caro suplemento para sustituir a este elemento, pero sencillamente comiendo más alimentos crudos conseguiríamos todos los beneficios, y más.

Extraer los nutrientes esenciales de los alimentos que comemos y luego hacer que alguien nos los venda de uno en uno, en forma de pastillas, es triste e irónico. Me pregunto si cuando la corriente dominante acepte la validez de la fuerza vital y reconozca su papel esencial en nuestra dieta, alguien intentará vendérnosla en forma de pastillas.

Entonces, ¿cuál es la solución a la malnutrición vital?

Los alimentos que contienen la máxima vitalidad son alimentos crudos, preferiblemente ecológicos, de temporada y cultivados localmente. Los alimentos con clorofila viva tienen la máxima vitalidad. (La clorofila es la sustancia de las plantas que convierte el sol en nutrientes.) Son estupendas todas las ensaladas y brotes, cuanto más verdes mejor. El alimento que tiene más vitalidad y clorofila viva es el zumo de brotes de trigo recién hecho (véase páginas 175-176 para más información sobre este zumo).

No sólo se consigue vitalidad al comer alimentos crudos; pasa unos minutos tranquilos cada día en la naturaleza. Sé que, si vives en una ciudad, no siempre es cómodo. Pero quizá podrías ir a un parque cercano durante un descanso o, por lo menos, pasar algún tiempo al sol. Cuando vivía en Nueva York, pasaba inviernos enteros sin ver el sol (iba a trabajar antes de que se hiciera de día y volvía a casa cuando ya era oscuro). También era muy raro estar cerca de árboles o hierba. Mi cuerpo sentía hambre de naturaleza, y este era un factor de peso en mi problema con la obesidad.

También puedes absorber vitalidad
directamente del sol.

La siguiente es una técnica fácil que puedes usar para conseguir y asimilar más vitalidad directamente del sol. Es una técnica basada en el chi kung taoísta, que tiene más de cinco mil años. Puede que parezca extraño y, por supuesto, si te parece raro, sáltatelo. Pero puedo decirte que da resultado, de verdad (no lo descartes sin probarlo). Es rápido, fácil de hacer y extremadamente efectivo.

~~~~~~~~~~

Técnica para la vitalidad: Comerse el sol

- De pie, preferiblemente al aire libre, con los pies descalzos en la hierba, si es posible o te resulta cómodo. Ponte de cara al sol con los ojos cerrados y las palmas abiertas, deja que el sol te bañe la cara, las manos y el cuerpo.

- Centra la atención en la frente y visualiza que absorbes el sol dentro de la frente. Siente cómo el cerebro se baña de sol. Imagina que estás absorbiendo, literalmente, el sol dentro de la frente.
- Permanece así un par de minutos y continúa absorbiendo el sol al interior de la frente.
- Ahora abre la boca y traga una bocanada de aire y sol hasta el estómago. Luego, mientras aguantas la respiración, vuelve las palmas hacia abajo y tensa ligeramente los brazos, el abdomen, las nalgas y las piernas. Imagina que la energía del sol está siendo absorbida dentro de los huesos, los músculos y la parte inferior de la espalda.
- Permanece en esta posición unos momentos. Siente cómo el sol penetra hasta la médula de los huesos y se almacena allí.
- Ahora espira y relájate un momento. En ese punto, traga otra bocanada de aire y sol y vuelve a hacer lo mismo. Puedes repetir este proceso tantas veces como quieras. Yo suelo hacerlo tres o cuatro veces.
- A continuación, relájate y disfruta del sol en la cara un poco más.

~~~~~~~~~~~~

Si te da vergüenza hacer este ejercicio en público, hazlo sentado en un banco en un lugar más recogido del parque. De vez en cuando, finge que bostezas y, al hacerlo, traga sol. Tensa ligeramente los músculos e imagina que la vitalidad está siendo absorbida dentro de tus huesos. También puedes sentarte, sencillamente, y dejar que el sol te bañe la frente. Incluso *esto* hará mucho. Hay muchas pruebas de que el sol puede ayudar a desconectar los programas FAT.[5]

Visualización del cuerpo ideal mientras te comes el sol

Cuando hayas completado el ejercicio, ponte de pie al sol e imagina que estás en la forma ideal en que te gustaría estar. Todo el ejercicio no debería necesitar más de 2 a 5 minutos. Conseguir nutrientes esenciales y energía vital es una parte de la ecuación. Pero por muy frescos y nutritivos que sean los alimentos, si eres incapaz de digerirlos adecuadamente y los nutrientes no entran en las células de tu cuerpo, seguirás sufriendo hambre.

Notas

1. Ciertas reacciones de estrés pueden causar niveles elevados de cortisol y citoquinas proinflamatorias, que pueden llevar a la resistencia tanto a la insulina como a las leptinas. Para más información, véase C. Kristo, K. Godang, J. Bollerslev, P. Aukrust y T. Ueland, «Interleukin-1 receptor antagonist is associated with fat distribution in endogenous cushing's syndrome: A longitudinal study», *The Journal of Clinical Endocrinology and Metabolism* 88, n.º 4, The Endocrine Society, 2003, págs. 1492-1496; C. Kalhan, J. Challier y cols., «TNF-alpha is a predictor of insulin resistence in human pregnancy», *Diabetes* 51, n.º 7, American Diabetes Association, julio 2002, págs. 2207-2213; I. Elenkov y P. Chrousos, «Stress hormones, proinflammatory and anti-inflammatory cytokines and autoimmunity», *Annals of the New York Academy of Sciences* 966, junio 2002, págs. 290-303. Véase también el Apéndice (pág. 239) para la relación entre citoquinas proinflamatorias y los programas FAT.
2. Véase J. Mercola, «McDonald's and Biophoton Deficiency», Mercola.com Newsletter, 21 agosto 2002, http://articles.mercola.com/sites/articles/archive/2002/08/21/biophoton.aspx.
3. Véase J. Mercola, «Breakthrough updates you need to know on Vitamin D», Mercola.com Newsletter, 23 febrero 2002, http://articles.mercola.com/sites/articles/archive/2002/02/23/vitamin-d-part-five.aspx; A. Zittermann, R. Koerfer y S. Schleithoff, «Putting cardiovascular disease and vitamin D insufficiency into perspective», *British Journal of Nutrition* 94, n.º 4, Cambridge University Press, octubre 2005, págs. 483-492. Véase también el Apéndice (pág. 239) para la relación entre las citoquinas proinflamatorias y los programas FAT.

4. Véase D. Villarreal, J. Holloszy, J. Shew y L. Fontana, «Low bone mass in sub-jects on a long-term raw vegetarian diet», *Archives of Internal Medicine* 165, n.º 6, American Medical Association, 28 marzo 2005, págs. 684-689.

5. Para más información sobre cómo el sol incrementa los niveles de mela-nocortina y el potencial aumento de la sensibilidad del cerebro a la lepti-na, véase M. Matheny, N. Tumer, P. J. Scarpace, S. Zolotukhin y Y. Zhang, «Leptin-induced leptin-resistant rats exhibit enhanced response to the mel-acortin agonist MT II», *Neuropharmacology* 45, n.º 2, Elsevier, agosto 2003, págs. 211-219; C. Kenny, C. Lee y cols., «Leptin receptor signalling in POMC neurons is required for normal body weight homeostasis», *Neuron* 42, n.º 6, Elsevier, 24 junio 2004, págs. 963-991; D. Clegg, D. Drazen y R. Seeley, «The critical role of the melanocortin system in the control of energy balance», *Annual Review of Nutrition* 24, julio 2004, págs. 133-149; y el Apéndice (pág. 239) para la relación entre la resistencia a la leptina y los programas FAT.

12

No cuenta hasta
que entra en las células

Aunque recibamos todos los nutrientes que nuestro cuerpo ansía, esto no significa que lo estemos nutriendo. No podemos dar por sentado que lo que nos llevamos a la boca acabará, finalmente, en nuestras células. Cuando comemos algo, hay tres barreras que tenemos que cruzar antes de que la comida acabe nutriendo nuestro cuerpo:

- Tenemos que digerir esa comida, es decir, descomponerla en unidades más simples que el cuerpo pueda utilizar como materias primas.
- Tenemos que ser capaces de transportar esas materias primas hasta las células del cuerpo.
- Una vez que hemos transportado los nutrientes a las células, tienen que poder entrar en ellas.

El proceso de transportar los nutrientes desde el tracto digestivo y luego crear un ambiente interno que haga que a las células les resulte fácil absorber los nutrientes se llama asimilación; es el último tramo del proceso digestivo. Si no se produce, sencillamente no estamos alimentando nuestro cuerpo y, por lo tanto, continuamos muriéndonos de hambre.

Enzimas y digestión

Una de las razones de que nuestra capacidad para digerir y asimilar los nutrientes se vea comprometida es que somos deficientes en enzimas digestivas. Una enzima es un tipo específico de proteína que ayuda a acelerar las reacciones químicas; son las bestias de carga de toda la vida de la Tierra. Allí donde hay vida, hay enzimas haciendo algún tipo de trabajo. Y, en nuestro cuerpo, hay miles de diferentes clases de enzimas que realizan funciones específicas tales como facilitar la circulación o el movimiento físico o combatir a las toxinas. El cometido de las toxinas digestivas es descomponer los alimentos en sus componentes nutricionales básicos, permitiéndonos así asimilar estos nutrientes. Cuando somos deficientes en enzimas digestivas, no podemos extraer eficazmente los nutrientes de los alimentos que ingerimos. En consecuencia, se necesitan cantidades mayores de comida para nutrir nuestro cuerpo, porque recibimos menos nutrición real de lo que comemos.

Hay un fuerte lazo entre la falta de enzimas digestivas y la obesidad;[1] veamos algunas de las varias razones por las que podríamos ser deficientes:

- **La elaboración:** Hemos destruido las enzimas de nuestros alimentos o hemos hecho que sean imposibles de conseguir. Los alimentos crudos, activos biológicamente, contienen enzimas digestivas; son ellas las que hacen que una fruta o una hortaliza maduren. Cuando ingerimos alimentos que contienen enzimas vivas, activas, nuestro cuerpo las usa, en conjunción con las enzimas del cuerpo, para garantizar la digestión más completa posible. No obstante, al calentar y procesar los alimentos destruimos las enzimas digestivas que hay en ellos, obligando a nuestro cuerpo a producir más por su cuenta... si es que puede.

- **Los métodos agrícolas modernos:** Pesticidas, herbicidas, fertilizantes químicos y la irradiación reducen la cantidad de enzimas digestivas biológicamente activas que hay en los alimentos. Como resultado, casi todo lo que comemos hoy está totalmente desprovisto de enzimas digestivas vivas, o tiene una grave carencia de ellas. Como resultado, el cuerpo se ve obligado a depender solamente de su propia capacidad para producir las enzimas necesarias para la digestión. Esto somete a una tensión indebida al páncreas, que produce enzimas digestivas, y, para empeorar las cosas, hay otros sistemas del cuerpo que compiten por esas enzimas. El sistema inmunitario, por ejemplo, utiliza enzimas para digerir los cuerpos extraños que encuentra en nuestra corriente sanguínea. Esta combinación —ninguna enzima digestiva en los alimentos más las enzimas que nuestro sistema inmunitario exige y que nuestro cuerpo debe fabricar— hace que seamos crónicamente deficientes en enzimas digestivas.

- **La temperatura:** Añadido al hecho de que cocinar los alimentos destruye las enzimas digestivas biológicamente activas, cuando comemos algo que está más caliente que nuestra temperatura corporal, las enzimas digestivas del cuerpo se vuelven inactivas. Las enzimas están diseñadas para ser activas más o menos a la temperatura de nuestro cuerpo. Los alimentos calientes se suelen ingerir a temperaturas mucho más altas que la del cuerpo, con el resultado de un dilema digestivo de descomposición tóxica en los intestinos y la necesidad de mucha más comida para conseguir los nutrientes que requerimos.

- **Estrés mental y emocional:** El estrés desvía la energía y el aporte sanguíneo de la digestión, haciendo que el cuerpo sea menos eficaz en la producción de las enzimas digestivas. Cuando sufrimos un estado de estrés crónico, la digestión es menos completa.

Bacterias buenas, microbios y digestión

Otra razón de que la digestión y la asimilación se vean comprometidas es que los intestinos carecen de bacterias y microorganismos digestivos amigos. Hace muchos años, el suelo donde se cultivaban los alimentos era rico en microbios basados en las plantas que son esenciales para una eficaz digestión y asimilación de nutrientes, así como para la eliminación de desechos tóxicos de nuestro tracto digestivo. Los pesticidas, herbicidas y fertilizantes matan esas bacterias. La agricultura intensiva agota los nutrientes y bacterias del suelo, sin reponerlos eficazmente. A continuación destruimos los restantes microorganismos beneficiosos al cocinar y procesar los alimentos.

También los antibióticos y el agua clorada destruyen las bacterias y los microorganismos amigos de nuestro tracto digestivo. Dado que los alimentos han sido despojados de las bacterias beneficiosas, nunca conseguimos reponerlas. Como resultado, el estómago y los intestinos se repueblan con bacterias y hongos malos para la salud, como la levadura y la cándida. Este tipo de hongos son la causa de nuestra ansia de azúcares y trigo para satisfacer sus propias exigencias de alimentos. No sólo estamos inhibiendo gravemente nuestra capacidad de digerir y asimilar los nutrientes, sino que, además, sentimos ansias de comida basura, totalmente innecesaria. Después de completar un tratamiento con antibióticos, por ejemplo, deberíamos tomar grandes dosis de probióticos para reponer el tracto intestinal con bacterias amigas. De lo contrario, los intestinos se repoblarán con levadura, hongos, parásitos y bacterias perjudiciales.

La combinación de los alimentos y la digestión

La dieta de nuestros ancestros antes de la revolución agrícola no tenía cereales ni productos lácteos. Combinar el grano y los productos lácteos con los cárnicos es otra barrera para la digestión. La carne se digiere en un medio extremadamente ácido en el estómago; los cereales, los almidones y los productos lácteos requieren un medio más alcalino. Si comemos ambas cosas al mismo tiempo, no digerimos adecuadamente ni la carne ni los almidones.

Es mejor comer carne y alimentos crudos antes de los cereales y los lácteos; si lo hacemos así, podremos digerirlos todos mejor. También es preferible comer los cereales después de la carne para hacer más lento el ritmo con el que el azúcar de los primeros es liberado a nuestra corriente sanguínea. Para perder peso, es verdaderamente crucial que el azúcar entre en la corriente sanguínea lentamente.

Asimilación

Los nutrientes extraídos de lo que comemos tienen que poder viajar libremente por la sangre hasta todas las células que los necesitan. Si la circulación se ve obstaculizada por bloqueos en el sistema circulatorio, muchas células no llegarán, nunca, a nutrirse adecuadamente.

Una vez que los nutrientes llegan a las células, tienen que poder entrar en ellas. Cuando los programas FAT están en marcha, las células se resisten a los efectos de la hormona insulina.[2] Muchas personas son conscientes del papel de la insulina en la regulación del azúcar en la sangre, pero otro de los cometidos de esa hormona es permitir que ciertos nutrientes penetren en las células. Cuando los programas FAT están en marcha, muchas células responden menos a la insulina. Los nutrientes no pueden entrar en las células y, como resultado, éstas no se pueden nutrir adecuadamente (véase el Apéndice en la página 239). El magnesio, por ejemplo, es un elemento que requiere insulina para penetrar en las células.[3] Si éstas no hacen caso a la insulina, puedes tomar todos los suplementos de magnesio que quieras, pero seguirás siendo deficiente en este elemento. Tener deficiencias en magnesio causa agotamiento y estrés crónicos,[4] y esto crea un círculo vicioso. El hambre crónica de magnesio mantiene en marcha los programas FAT, lo cual hace que sea más difícil que el magnesio y otros nutrientes vitales penetren en las células. Tomar una dieta moderna de alimentos elaborados causa estragos en la capacidad del cuerpo para digerir y asimilar los nutrientes. Si sólo un pequeño porcentaje de lo que comemos acaba nutriendo nuestro cuerpo, se necesita mucha más comida para hacer el mismo trabajo. Si a esto le añadimos el hecho de que, ya para empezar, los alimentos que ingerimos tienen muy pocos elementos nutrientes, es fácil ver por qué muchos de nosotros estamos atascados en un estado de privación nutricional crónica.

Las enfermedades periodontales

Hay cada vez más pruebas que asocian los patógenos de la boca debidos a enfermedades periodontales, con los programas FAT.[5] Puede que no sea una coincidencia que un porcentaje muy alto de individuos obesos padezcan también esta dolencia. Estos patógenos acaban extendiéndose a nuestro tracto digestivo, matando a las bacterias beneficiosas y poniendo en peligro nuestro absorción de nutrientes. Es una buena idea hacer que te limpien los dientes una vez al mes, durante los seis primeros meses de tu transformación. También debes cuidarlos bien, cepillándolos y pasándoles la seda dental con frecuencia. Ahora se pueden encontrar dentífricos con probióticos. Recomiendo mucho utilizar este tipo de dentífrico, ya que ayuda a combatir los patógenos y mejorar el cultivo de bacterias positivas de la boca. (Por favor, consulta mi sitio web gabrielmethod.com donde encontrarás dentífricos recomendados.)

Una vez que empieces a elegir alimentos más sanos, los problemas de las encías tendrían que preocuparte menos, o nada. Sin embargo, durante los seis primeros meses es una buena idea dedicar una vigilancia mayor a la salud bucal.

Bien, ¿cuál es la solución?

Todos los alimentos de cultivo ecológico, crudos, tienen enzimas digestivas. Si es ecológico, también tendrá microbios digestivos. Aunque los productos lácteos no son estupendos, el yogur y el kefir (una bebida de leche fermentada, rica en enzimas) son buenas fuentes de bacterias beneficiosas. Los productos de leche de oveja o de cabra son mucho más fáciles de digerir que los de leche de vaca. Los alimentos fermentados, como la levadura y el tempeh alimentarios, son también ricos en enzimas digestivas.

Igualmente, recomiendo tomar enzimas digestivas y complementos probióticos cada día. No creo en tomar demasiados complementos, pero estoy convencido de que los probióticos y las enzimas digestivas son indispensables.

Los complementos de enzimas digestivas vienen en cápsulas o en polvo, y contienen las mismas enzimas digestivas que produce el cuerpo. Los mejores son de origen vegetal, no animal, porque las enzimas derivadas de plantas actúan dentro de una gama más amplia de pH. Se pueden tomar con las comidas y, por lo menos, una vez al día. Una buena idea es acostumbrarse a tomarlos, cada día, con el desayuno (al final del libro hablaremos de cómo convertir todos estos consejos en costumbre). También se pueden abrir las cápsulas y espolvorear al contenido directamente en la comida. Esto les dará la oportunidad de predigerir los alimentos antes de que los ingieras.

Los probióticos vienen en cápsulas y polvo, y son una combinación de bacterias beneficiosas y microbios digestivos. También pueden desactivar los programas FAT reduciendo la cantidad de citoquinas proinflamatorias.[6] Procura encontrar un probiótico que tenga, además, un gran surtido de bacterias y microbios digestivos. Estos microbios reciben, a veces, el nombre de organismos homeostáticos del suelo (HSO por sus siglas en inglés, *homeostatic soil organisms*), u organismos basados en el suelo (SBQ, *soilbased organisms*).[7] Los probióticos deben tomarse con el estómago vacío, al empezar la mañana. Además, después de haber tomado antibióticos, asegúrate de tomar probióticos por la mañana y por la noche, durante 4 semanas por lo menos.

Notas

1. Véase J. Thompson, «Chew on this», The Health Sciences Institute Website (12 diciembre 2003): http://www.hsibaltimore.com/ealerts/ea200312/ea20031204.html.
2. Véase el Apéndice (pág. 239) para la relación entre la resistencia a la insulina y los programas FAT.
3. Véase R. Rosedale, «Insuline and its metabolic effects», Mercola.com Newsletter (julio 2001), http://articles.mercola.com/sites/articles/archive/2001/07/14/insulin-part-one.aspx.
4. Ibíd.
5. Véase A. Ho, F. Nishimura, R. Genco, S. Grossi e Y. Murayama, «A proposed model linking inflammation to obesity, diabetes, and periodontal infections», *Journal of Periodontology* 76, n.º 11-s, American Academy of Periodontology, noviembre 2005, págs. 2075-2084.
6. Véase el Apéndice (pág. 239) para la relación entre citoquinas proinflamatorias y los programas FAT.
7. Véase R. Rubin, *The Maker's Diet*, Penguin, Nueva York, 2004.

13

Otras formas de carencia

Deshidratación crónica: Morirse de sed

El agua cubre más del 70 por ciento del planeta, y se supone que nuestro cuerpo está formado, también, de al menos un 70 por ciento de agua. El agua es esencial para la vida. La mayoría sólo podríamos vivir tres días sin agua, antes de morir de sed.

Se estima que entre un 75 y un 80 por ciento de la población vive en un estado de deshidratación crónica,[1] y la deshidratación crónica es un estrés que activa los programas FAT. Con frecuencia, confundimos la deshidratación con el hambre, y son muchas las veces que comemos porque tenemos sed. La deshidratación también se manifiesta, frecuentemente, como un intenso deseo de dulces y refrescos; precisamente lo que deberíamos evitar cuando estamos perdiendo peso.

Todos los expertos en dietas recomiendan beber mucha agua, y la mayoría están de acuerdo en que se deberían tomar, como mínimo, 8 vasos al día. Algunos expertos creen que se debería beber 1 onza (28,35 centilitros) de agua por cada kilo de peso. Esto significa que si pesas 80 kilos, deberías beber 2.268 cl de agua (2,27 litros), o diez vasos, al día.

Beber agua antes de las comidas es eficaz para reducir el apetito; yo suelo beber dos vasos antes de cada comida. La mayoría de veces comemos cuando en realidad tenemos sed, así que hay que aprender a identificar la sed. La deshidratación suele provocar hambre, no sed, porque hubo un tiempo en que casi todos nuestros alimentos contenían agua. Por lo tanto, nuestro cuerpo está programado para ver la comida como una fuente de agua y envía un mensaje de hambre, cuando en realidad tiene sed. Hoy, la mayoría de alimentos no contienen apenas agua. ¿Cuánta agua hay en el pescado frito con patatas fritas o en la mantequilla de cacahuete con galletitas? Acabamos comiendo porque estamos deshidratados y, sin embargo, seguimos con una fuerte carencia de agua.

Como hay menos agua en lo que comemos, necesitamos beber más agua que nunca. Actualmente, también necesitamos más agua, porque el agua ayuda a eliminar las toxinas. Hay literalmente miles de toxinas a las que exponemos nuestro cuerpo hoy, que no existían en tiempos prehistóricos.

Es esencial aprender a distinguir entre hambre y sed. Es una lección que me ha llevado años aprender y, con frecuencia, tengo que volver a aprenderla. No obstante, ahora que sé distinguir entre hambre y sed, tengo que decir que hay veces que me asombro de la cantidad de agua que mi cuerpo necesita.

También he observado que mi cuerpo tiene más sed cuando quiere quemar grasas. Perder peso exige más agua para ayudarte a eliminar los productos de desecho que se acumulan en la sangre procedentes del proceso de quema de grasas.

Como norma general y hasta que sepas diferenciar entre deshidratación y hambre, en especial si tomas una dieta moderna convencional, lo más probable es que tengas sed. Esto no quiere decir que no puedas tener hambre también, pero es casi seguro que estás crónicamente deshidratado. Si no le das al cuerpo el agua que necesita, seguirá estando hambriento y hará que comas innecesariamente.

Beber agua por la noche es extremadamente beneficioso para suprimir las ganas de comer nocturnas. Según un estudio de la Universidad de Washington, beber agua por la noche elimina los retortijones de hambre nocturnos en un ciento por ciento de los sujetos estudiados.[2] No me cansaré de insistir en la importancia de beber mucha agua por la noche. El agua mejor es la filtrada y libre de aditivos químicos, preferiblemente procedente de una fuente no contaminada. Añadirle limón ayuda a desintoxicar el cuerpo; recomiendo evitar el agua del grifo. El agua clorada, como la del grifo, mata las bacterias amigas del estómago.

¿Cuál es, entonces, la solución a la deshidratación crónica?

Bebe dos vasos de agua nada más levantarte, un vaso de agua antes de cada comida, y un poco más durante las comidas. Luego bebe mucha agua por la noche, ya que así matarás las ansias de comida basura durante la noche. Además, bebe agua cuando tengas hambre, para ver si, en realidad, lo que tenías era sed.

Apnea del sueño: Hambre de sueño y oxígeno

Muchas personas con sobrepeso sufren una dolencia llamada apnea del sueño. Yo mismo padecí un caso muy grave de apnea, que casi puso en peligro mi vida. Cuando tienes apnea del sueño, dejas de respirar, a veces cientos de veces, por la noche. Quizá no seas consciente de lo que te está sucediendo, porque no llegas a despertarte, pero el sueño se ve alterado. El resultado es que nunca consigues todos los beneficios rejuvenecedores de una buena noche de sueño.

La razón de que la respiración se interrumpa es que el tejido blando del fondo de la garganta se desploma y corta la vía respiratoria. Esta dolencia afecta más a las personas con sobrepeso, porque tienen el cuello más pesado y ese peso hunde la vía respiratoria. Cuando estaba en mi peso máximo, mi cuello medía 56 centímetros de diámetro. No importa en qué posición estuviera acostado; una vez que empezaba a quedarme dormido, empezaba a ahogarme. Sólo en Estados Unidos, millones de personas tienen apnea del sueño en cierto grado.[3]

La apnea reduce el oxígeno en la sangre a unos niveles peligrosamente bajos, de forma que el cuerpo siente hambre de oxígeno. Llegas a estar crónicamente exhausto, lo cual provoca ansia de comida basura. También hace que estés más irritable y más propenso a las emociones negativas que activan los programas FAT. Cuando sufres apnea, sólo llegar al final del día se convierte en un reto monumental. Yo estaba tan agotado que me quedaba dormido en las reuniones, mientras conducía y mientras hablaba por teléfono... ¡incluso cuando era yo el que hablaba!

Además de ser la causa del agotamiento y del ansia de comida basura, la apnea eleva los niveles de cortisol,[4] que activan los programas FAT.[5] Es un círculo vicioso: la apnea hace que engordes, y cuanto más gordo estás, más empeora la apnea del sueño.

Entonces, ¿cuál es la solución a la apnea del sueño y el hambre de oxígeno?

Hazte las pruebas de la apnea del sueño

Si estás en una situación en la que necesitas perder más de 45 kilos, es muy probable que sufras apnea. Incluso si estás seguro de que no es así, porque te parece que duermes bien, por favor investiga esa posibilidad para eliminar un estrés potencialmente importante sobre tu cuerpo. Si resulta que tienes apnea, hacer una prueba de estudio del sueño podría, fácilmente, ser una de las noches más importantes de tu vida.

Hay tratamientos para la apnea del sueño y, si la padeces, DEBES tratarla. Según mi opinión y experiencia, si tienes apnea del sueño sin tratar, es casi imposible perder peso. El tratamiento más común es una máquina CPAP, que sopla aire dentro de la nariz y la boca mientras duermes, manteniendo el paso del aire abierto. Hay otros tratamientos parecidos.

El primer paso es decirle al médico que quieres hacer la prueba de la apnea del sueño, y él te enviará a un centro de estudio del sueño. Lo normal es que pases una noche en el hospital, donde controlarán tus pautas de sueño y respiración. La noche en que me hicieron la prueba fue una de las más memorables de mi vida. Fue la primera noche en que dormí bien en cuatro o cinco años.

En la mayoría de países, tanto el estudio del sueño como la máquina CPAP quedan cubiertos por el seguro, público o privado.

No comas en lugar de dormir

Cuando los programas FAT están en marcha, la mayoría de personas se siente cansada al final de la tarde, y esto se relaciona con episodios de un bajo nivel del azúcar en la sangre, de los cuales hablaremos con más detalle en el capítulo 15. Además de causar ansia de comida basura, un bajo nivel de azúcar puede ser, también, causa de agotamiento.

Si es posible, a media tarde haz una pequeña siesta de 10 a 15 minutos, o escucha el CD del Método Gabriel. Puede hacer mucho para solucionar tus problemas de peso. Será menos probable que tomes comida basura por la tarde y la noche, estarás menos agotado, y nutrirás tu cuerpo con el elemento vital del sueño.

A estas siestas de media tarde muchas personas las llaman «siestas de energía». Creo que es una buena manera de referirse a ellas, porque elimina el estigma que tiene dormir por la tarde. No estás siendo perezoso, sino «recargando energía con una siesta». Tampoco es preciso que vayas a casa para hacer esa siesta. Sube al coche, conduce hasta un aparcamiento donde nadie te conozca, reclínate en el asiento, cierra los ojos o escucha el CD. Llévate un despertador o programa el móvil para que te despierte.

Cuanto más tarde te vayas a dormir por la noche, más probable es que empieces a comer debido al agotamiento. Lo mejor que puedes hacer para perder peso es irte a dormir antes de llegar a ese estado de agotamiento.

Notas

1. Véase D. Moore, «The health benefits of drinking water», sitio web del Dr. Donnica, 21 octubre 2003: http://www.drdonnica.com/today/00007230.htm.
2. Véase K. Palma, ¿Got water? *The Eagle Tribune*, 24 abril 2002.
3. Véase Neal Friedman y Etta L. Fanning, *Disease Management*, 1 septiembre 2004, 7 (suplemento 1), S-1-S-6, doi:10.1089/dis.2004.7.S-1.
4. Véase http://www.battlediabetes.com/obstructive-sleep-apnea-linked-to-type-2-diabetes/.
5. Véase el Apéndice (pág. 239) para la relación entre el cortisol y los programas FAT.

14

Grasas y toxinas

El cuerpo usa la grasa para protegerse de las toxinas. Es otro ejemplo más de cómo nuestro cuerpo utiliza la obesidad para mantenernos a salvo.

Una toxina es una molécula, un elemento, un organismo o una energía, no nutritivos y potencialmente dañinos, que el cuerpo debe eliminar o guardar en un lugar seguro. Las toxinas provienen de nuestro entorno en forma de comida, agua, aire, medicamentos, electricidad y radiación. Son producidas dentro del cuerpo como resultado de las mutaciones celulares, y también como subproducto natural de los procesos metabólicos del cuerpo; son sólo tensiones *naturales*. En el mundo industrial moderno los asaltos químicos contra nuestro cuerpo son muy numerosos. Según una fuente:[1]

- sólo en Estados Unidos se producen 77.000 sustancias químicas;
- más de 3.000 sustancias químicas se añaden a nuestros alimentos;
- más de 10.000 sustancias químicas se usan en el sector de la elaboración de alimentos;
- cada año se introducen 1.000 nuevas sustancias químicas en el sector alimentario.

Estas sustancias químicas acaban en el agua del subsuelo, en los ríos, lagos y mares, así como, deliberadamente, en nuestros alimentos. En algunas partes del mundo nadamos, literalmente, en auténtico veneno. La mayoría de estas sustancias químicas y toxinas son completamente nuevas, no sólo para nuestro cuerpo, sino también para la naturaleza.

Nuestro cuerpo de la Edad de Piedra no está equipado para vérselas con venenos de la Era Espacial. A veces, al tratar de neutralizarlos, puede, sin querer, crear nuevas sustancias que son incluso más tóxicas que las originales.

No es culpa del cuerpo.
Hace lo que puede para enfrentarse a cosas
que ni siquiera existen en la naturaleza.

Hay un famoso episodio de *I Love Lucy* donde Lucy y Ethel están trabajando en la sección de empaquetado de una fábrica de chocolate. Como es fácil suponer, algo se estropea y la cinta transportadora que les trae los bombones empieza a ir demasiado deprisa para que Lucy y Ethel puedan envolverlos. La parte cómica viene de sus esfuerzos, cada vez más desesperados, por mantenerse a la par de un sistema que les da más de lo que pueden manejar. Lucy y Ethel acaban metiéndose bombones en la boca, en el uniforme y en el gorro, lo cual hace que el jefe crea que están haciendo un buen trabajo y lo anima a aumentar más todavía la velocidad de la cinta transportadora.

Lidiar con los venenos del cuerpo puede ser algo muy parecido. Si vives en una gran ciudad y tomas una dieta moderna convencional, las toxinas pueden estar entrando mucho más rápidamente en el cuerpo de lo que éste puede eliminarlas. Como resultado, es preciso guardar todas estas toxinas en algún sitio, por el momento. Uno de los lugares donde el cuerpo almacena las toxinas es en las células grasas, porque la grasa es una barrera química muy efectiva. La grasa rodea la toxina y protege, tanto a la célula grasa como al resto del cuerpo, del efecto potencialmente dañino de la toxina, hasta que el cuerpo esté en disposición de ocuparse de ella.

Según un estudio, la mayoría de estadounidenses almacena entre 400 y 800 sustancias químicas tóxicas en sus células grasas.[2] Se supone que almacenar toxinas en la grasa es una medida temporal, una solución a corto plazo. El cuerpo espera el día en que deje de verse abrumado por un entorno tóxico y tenga un respiro para poder ocuparse del atraso que lleva con las toxinas. El problema es que el influjo de toxinas no se detiene, ese mañana no llega nunca, y la acumulación de trabajo es cada vez mayor.

Las toxinas pueden bloquear la capacidad del cuerpo para quemar grasas, causando la resistencia a perder peso. Según otro estudio, las toxinas pueden causar o exacerbar la «resistencia a la insulina»,[3] que es uno de los mecanismos de los programas FAT.[4]

Algunas de las mayores fuentes de toxinas que hay en nuestra vida cotidiana son los alimentos que tomamos. Los alimentos modernos elaborados y cultivados convencionalmente están llenos de venenos, entre ellos los pesticidas, herbicidas, aglutinantes, estabilizantes, potenciadores artificiales del sabor y fertilizantes químicos. También están irradiados y modificados genéticamente. La carne de vacunos alimentados con grano es incluso peor debido a todas las toxinas de los cereales, sumadas a las hormonas y, además, tratada con productos químicos para que parezca fresca más tiempo. Uno de los trucos que los envasadores de carne están utilizando ahora es el monóxido de carbono, un veneno mortal.[5] El monóxido de carbono enmascara la viscosidad y la descomposición y, además, oculta el olor de la carne que se pudre.

Por añadidura, no poder digerir la comida adecuadamente causa una sobrecarga tóxica todavía mayor cuando los alimentos se descomponen en los intestinos. La mayoría de alimentos modernos originan un exceso de radicales libres, que son otras formas de toxinas que es preciso neutralizar.

Las toxinas provocan inflamación. Algunas personas creen que la obesidad es, en realidad, una «enfermedad inflamatoria»,[6] porque las hormonas que participan en la inflamación también activan los programas FAT.[7] La inflamación es la hinchazón que se produce en una zona para proteger una herida. Cuando lo piensas, la obesidad es, con frecuencia, exactamente eso.

Medicación

Según un médico, la primera lección que se enseña a los estudiantes de medicina en la clase de farmacología es que todos los medicamentos son tóxicos en cierta medida.[8] Las toxinas de los medicamentos pueden aumentar la carga tóxica, obstruir el hígado y hacer que al cuerpo le resulte mucho más difícil quemar grasas.

Aunque debes seguir los consejos de tu médico o profesional de la salud, te aconsejo que tengas una conversación con él para asegurarte de que comprenda que no deseas sobrecargar tu sistema con pastillas. Sólo quieres tomar medicamentos cuando sea absolutamente necesario. Averigua siempre qué alternativas naturales existen. También te recomendaría prudencia al tomar medicación sin receta.

Medicamentos con cortisol

El cortisol es una de las hormonas que activa los programas FAT. Si estás tomando cualquier medicación que aumente, directa o indirectamente, los niveles de esta hormona en el cuerpo, ese desequilibrio hormonal socavará todo lo que estés tratando de conseguir. Aumentar de forma artificial los niveles de cortisol durante un periodo prolongado de tiempo activará los programas FAT,[9] así que, por favor, pregúntale al médico si algún medicamento que estés tomando puede aumentar tus niveles de cortisol.

Terapia de reposición hormonal femenina (TRH)

La TRH también puede causar resistencia a la pérdida de peso. Una mujer me dijo que, en los tres meses últimos, había aumentado de peso y que no podía hacer que su cuerpo lo perdiera, hiciera lo que hiciera. Le pregunté si seguía una terapia de reposición hormonal y resultó que justo tres meses antes había empezado a tomar progesterona.

Ciertamente, hay pros y contras en la TRH, pero el hecho de que pueda causar resistencia a perder peso es un factor que conviene tener en cuenta.

Aditivos a los alimentos

Los potenciadores artificiales del sabor, como el MSG, no son sólo adictivos,[10] haciendo que tomemos más alimentos con MSG, sino que, además, activan los programas FAT.[11] De hecho, uno de los medios de que se sirven los investigadores para engordar a una rata o un ratón cuando quieren estudiar la obesidad es darle MSG. Incluso existe un término para definirlo: ratas con obesidad inducida por MSG.

El MSG está en la mayoría de alimentos elaborados y condimentados y se conoce por diferentes nombres, como potenciador del sabor 621, glutamato monosódico y glutamato potásico. Entre los aditivos que siempre contienen MSG están las proteínas vegetales hidrolizadas, las proteínas hidrolizadas, las proteínas de plantas hidrolizadas, el extracto de proteínas de plantas, el caseinato de sodio y el caseinato de calcio.[12]

Edulcorantes artificiales

Recomiendo evitar todos los edulcorantes artificiales. La sacarina (marcas Sweet'N Low y Sugarine) es cancerígena.[13] El aspartamo (marca NutraSweet) es tóxico para el cerebro,[14] puede activar los programas FAT,[15] es adictivo y desensibiliza la lengua al azúcar, de manera que es necesario más azúcar para hacer que algo sepa dulce. Hay estudios que han demostrado, incluso, que tomar un refresco de dieta con aspartamo puede hacer que aumentes de peso.[16] La sucralosa (marca Splenda) se elabora añadiendo cloro a la glucosa, y muchas expertos en salud están preocupados por su uso.[17]

A mí, personalmente, me gusta el edulcorante Xylitol. Se trata de un producto natural, extraído usualmente de las mazorcas de maíz y de la corteza de abedul. Sabe realmente como el azúcar, no deja un regusto amargo y se puede utilizar para cocinar. No provoca picos de azúcar en la sangre, como hace el azúcar de mesa y, en realidad, puede ayudarnos a perder peso. El Xylitol ayuda a desactivar los programas FAT, haciendo que el cuerpo absorba el calcio[18] y estabilizando los niveles de insulina.[19] Dado que ayuda al cuerpo a absorber el calcio, puede, también, ayudar a mejorar la densidad dental y ósea. Hay estudios que demuestran que puede ayudar a invertir la osteoporosis.[20]

Stevia es un edulcorante natural, alternativo, a base de plantas, pero, francamente, no me gusta su sabor. La miel es también una buena alternativa natural al azúcar de mesa, pero sólo si no está tratada. Por lo que cuesta, Xylitol es mi edulcorante preferido.

Vacunas

El número y frecuencia de las vacunas que la mayoría recibimos ha aumentado de forma exponencial en los últimos veinte años, casi al mismo ritmo que la epidemia de la obesidad. Aunque no puedo hablar de la importancia de todas las vacunas, una cosa es segura: contienen toxinas. La mayoría llevan formaldehído, metales pesados, un cóctel no probado de enfermedades incubadas en el cerebro de un mono, y sucedáneos de tejidos de órganos obtenidos de cerdos y perros. Para mí, antes de considerarla siquiera, una vacuna tiene que ser un tratamiento previo para algo que represente una amenaza absoluta para la vida. Incluso entonces, todavía preferiría confiar en las defensas naturales del cuerpo. En última instancia, tenemos que tomar la decisión basándonos en el consejo del médico y en nuestras propias averiguaciones, pero, por favor, ten en cuenta la cuestión de la toxicidad cuando decidas si vas a vacunarte o no.

Radiación

Nuestro cuerpo también usa la grasa como barrera para protegernos de la radiación. En una ocasión, cuando pesaba un poco más de 180 kilos, me hicieron una radiografía del pecho, y no era legible. La grasa había absorbido la radiación antes de que pudiera llegar a mis órganos. Se trata de otro posible activador tóxico de los programas FAT.

¿Qué solución hay para la toxicidad?

Podemos reducir enormemente el consumo de toxinas tomando más alimentos «vivos», frescos y de cultivo ecológico. Para empezar, tienen menos toxinas y son más fáciles de digerir. También contienen antioxidantes que ayudan a neutralizar los radicales libres. Asimismo, el agua ayuda a eliminar las toxinas. Por lo tanto, seguir el planteamiento esbozado aquí nos ayudará a reducir el influjo de las toxinas y permitirá que nuestro cuerpo empiece a ocuparse de la acumulación que tenemos en las células grasas.

Tomar más alimentos «vivos» nos ayudará, igualmente, a desintoxicarnos, porque todos tienen fibra. Esta fibra ayudará a limpiar el colon y los intestinos de alimentos no digeridos y desechos estancados.

Notas

1. Véase J. Mercola y R. Droege, «How to avoid the 10 most common toxins», Mercola.com Newsletter (19 febrero 2005), Http://articles.mercola.com/sites/articles/archive/2005/02/19/common-toxins.aspx.

2. Ibíd.

3. A. R. Ryalls, E. A. Berry y cols., «Effect of high-dose vitamin E on insulin resistance and associated parameters in overweight subjects», *Diabetes Care* 27, n.º 9, American Diabetes Association, septiembre 2004, págs. 2166-2171.

4. Véase el Apéndice (pág. 239) para la relación entre la resistencia a la insulina y los programas FAT.

5. Véase R. Weiss, «FDA is urged to ban carbon-monoxide-treated meat», *The Washington Post*, 20 febrero 2006.

6. Véase A. Ho, F. Nishimura, R. Genco, S. Grossi e Y. Murayama, «A proposed model linking inflammation to obesity, diabetes and periodontal infections», *Journal of Periodontology* 76, n.º 11-s., American Academy of Periodontology, noviembre 2005, págs. 2075-2084; B. Wise, «The inflammatory syndrome: The role of adipose tissue cCytokine metabolism in metabolic disorders linked to obesity», *Journal of the American Society of Nephrology* 15, n.º 11, 2004, págs. 2792-2800; y U. N. Das, «Is obesity an inflammatory condition?», *Nutrition* 17, n.º 11-12, Elsevier, noviembre-diciembre 2001, págs. 953-966.

7. Véase el Apéndice (pág. 239) para la relación entre citoquinas proinflamatorias y los programas FAT.

8. Véase Joel Fuhrman, *Fasting and Eating for Health*, St. Martin's Press, Nueva York, 1995.

9. Véase el Apéndice (pág. 239) para la relación entre niveles crónicamente elevados de cortisol y los programas FAT.

10. Véase «MSG and Obesity», sitio web MSG Truth, http://www.msgtruth.org/obesity.htm.

11. Ibíd.

12. Véase «What Foods to Avoid?», sitio web MSG Truth, http://www.msgtruth. org/avoid.htm.

13. Véase L. Shea, «Saccharin, Sweet'N Low and cancer», sitio web BellaOnline, 2008, http://www.bellaonline.com/articles/art15448.asp.

14. Véase B. Martini, «Beware of ex[c]itotoxins: Diet foods can ruin you», sitio web Pahtlights, julio 2002, http://www.pathlights.com/Public%20Enemies/ other-nasties.htm.

15. Como la forma química del aspartamo es similar a la del azúcar, puede engañar al paladar, hacerle creer que es azúcar y provocar una respuesta de insulina, que, a la larga, llevará a la resistencia a la insulina y la hiperinsulinemia. Por favor, véase el Apéndice (pág. 239) para la relación entre hiperinsulinemia y los programas FAT.

16. Véase «Diet soda may double your risk of obesity», *San Antonio Express-News*, 6 julio 2005.

17. Véase «The potential dangers of sucralose», Mercola.com Newsletter, 3 diciembre 2000: http://articles.mercola.com/sites/articles/archive/2000/12/03/ sucralose-testimonials.aspx.

18. Véase M. M. Hämäläinen, «Bone repair in calcium-deficient rats: comparison of xylitol + calcium carbonate with calcium carbonate, calcium lactate and calcium citrate on the repletion of calcium», *The Journal of Nutrition* 124, n.º 6, American Society of Nutrition, junio 1994, págs. 874-881.

19. Véase H. Sato, M. Fujisawa, T. Asano e Y. Hirata, «Effects of intravenous injection of xylitol on blood sugar, blood pyruvic acid and plasma insulin levels in the dog», *Research in Experimental Medicine* 145, n.º 2, Springer, Berlin/Heidelberg, 1967, págs. 111-119.

20. Véase D. Townsend, «Xylitol—Cavity-fighting sweetener possible solution for osteoporosis», *Townsend Letter for Doctors and Patients*, 1 mayo 2002.

15

Aplicaciones fáciles
de los principios de la Parte III

No existe un único menú que sea ideal para todo el mundo. No hay una cantidad correcta de calorías ni una proporción correcta de carbohidratos, grasas y proteínas aplicable a todos. Incluso concentrarse en las calorías, los carbohidratos, las grasas y las proteínas es un error, porque hay demasiadas otras cuestiones que son más importantes.

Por ejemplo, ¿cuánta energía vital tiene un alimento? ¿Hasta qué punto los nutrientes no están corrompidos? ¿Cuán digeribles y asimilables son los nutrientes para cualquiera en general, y para ti en particular? ¿Cómo afecta la manera en que combinas los alimentos a tu capacidad de digerirlos? ¿Cuántas toxinas hay en lo que comes? ¿Los alimentos que tomas tienen un efecto detoxificante en tu cuerpo, o aumentan la carga tóxica que soporta? ¿Cómo altera lo que comes el nivel de las hormonas de los programas FAT,[1] y cómo afecta la sensibilidad de tu cuerpo a esas hormonas?

¿Con qué rapidez ingieres la comida? ¿A qué hora del día comes? ¿Con cuánta frecuencia comes? ¿Cuán consciente eres cuando comes? ¿Masticas la comida de forma consciente y a fondo, o te la metes en la boca, distraídamente, mientras ves la tele?

Es preciso tener en cuenta todas estas cuestiones. No quiero que parezca demasiado complicado, porque las soluciones son simples, pero no se trata de contar calorías, carbohidratos, grasas y proteínas, que es lo que hacen todas las dietas y donde, por lo general, se detienen.

Aplicar los principios no es difícil

Como regla general, una buena comida debe contener tres ingredientes: proteínas, ácidos grasos omega-3 y alimentos «vivos». Si tienes estos tres elementos, estarás mejor nutrido, tendrás menos toxinas y menos hambre, y eliminarás muchas de las tensiones físicas y señales de hambre que activan los programas FAT. Siempre que estés comiendo, hazte tres preguntas:

1. ¿Dónde están las proteínas?
2. ¿Dónde está el alimento «vivo»?
3. ¿Dónde está el omega-3?

A veces, la presencia de estos tres factores hace algo más, algo que es vital para perder peso: mantiene estables los niveles de azúcar en la sangre durante largos periodos de tiempo. Cuando los programas FAT están en marcha, perdemos la capacidad de regular adecuadamente el azúcar en la sangre. Esto es debido a que las células de nuestro cuerpo se vuelven resistentes a la hormona insulina, de forma que sus niveles empiezan a subir. Esta hormona es la que se encarga del almacenamiento de las grasas e impide que el cuerpo queme grasa de forma eficaz. Todos están tan concentrados en las calorías que entran y las calorías que salen que nadie se molesta siquiera en preguntar: «¿Tengo acaso la capacidad para quemar grasas?» Y cuando el nivel de insulina es demasiado alto, la respuesta es no, realmente no.

También se pierde la capacidad de mantener estables los niveles de azúcar cuando los niveles de insulina están demasiado altos. Unos niveles altos de insulina causan frecuentes episodios de bajada de azúcar en la sangre, que llevan al agotamiento y a un hambre voraz de comida basura (piensa en cómo te sientes, a veces, a las tres o las cuatro de la tarde o por la noche). Los «carbohidratos muertos» hacen que tu nivel de azúcar en la sangre se dispare, y esto hace que el nivel de insulina también suba, todavía más, con lo cual el azúcar en la sangre cae en picado una o dos horas después. El resultado es un ansia mayor de carbohidratos. Esta es la razón de que, a veces, sientas hambre de dulces un poco después de tomar una gran comida con muchos carbohidratos «muertos». Acabas volviendo a comer, no porque necesites más calorías, sino, simplemente, porque no puedes mantener alto el nivel de azúcar en la sangre.

Las proteínas, los alimentos «vivos» y el omega-3 mantienen estables, durante largo tiempo, los niveles de azúcar en la sangre, de forma que no se producen enormes fluctuaciones ni ansias de azúcar innecesarias. También ayudan a que tu cuerpo sea más sensible a la insulina, y esto hace que los niveles de esta hormona vuelvan a lo normal.

Suceden muchas cosas cuando los niveles de insulina se normalizan. Recuperas la capacidad de quemar grasas con más eficacia, Y ADEMÁS conservas la capacidad de mantener estables los niveles de azúcar en la sangre. Como resultado, tienes más energía y menos ansias de comida basura; empiezas a vivir de tus reservas de grasa, en lugar de enriquecer, cada vez más, a la industria de la comida basura. Es una situación en la que todo son beneficios.

Por lo tanto, en cada comida, pregúntate: ¿dónde están las proteínas, dónde el alimento «vivo» y dónde los alimentos con omega-3? Recuerda que lo importante es siempre añadir. Añadir, añadir, añadir. Incluso si comes basura y, en especial, si tomas carbohidratos «muertos», añade alimentos que tengan estas tres cosas, y te ayudarán a impedir las subidas y bajadas bruscas del azúcar en la sangre.

Además de incluir alimentos «vivos», proteínas y alimentos con omega-3, también trataría de incorporar los otros consejos que se encuentran al final de cada capítulo en esta sección, tales como tomar cápsulas omega-3, probióticos y enzimas digestivas. Los alimentos fermentados como el miso, el tempeh, el tamari y la levadura de cerveza también son muy beneficiosos. Y no olvides de beber abundante agua pura, preferiblemente agua de manantial natural y sin gas.

Superdelicioso, supernutritivo

En mi sitio *web* encontrarás muchas recetas supernutritivas y superdeliciosas. La idea es que se puede coger, prácticamente, cualquier receta, sustituir los ingredientes «muertos»/tóxicos por ingredientes supersanos y hacer que sepan igual de bien —cuando no mejor— que el original. Mira en gabrielmethod. com/recipes.

Escucha las señales de tu cuerpo

Si aprendes a escuchar las señales del cuerpo, te dirá si lo que comes te nutre o te provoca un caos hormonal. Presta mucha atención a cómo te sientes una hora después de comer. ¿Te sientes lleno de energía y saciado, o te sientes agotado y hambriento? ¿Era lo que necesitabas o sólo ha sido un arreglo a corto plazo? ¿Cómo te sientes emocionalmente? ¿Estás de buen humor, o irritable y malhumorado?

Estas señales te dirán si los alimentos que tomas te nutren; te dirán si estás tomando el combustible adecuado.

Cambia el hábito del hambre

Nuestro cuerpo está diseñado para usar lo que comemos durante el día como energía para ese día. Lo que no usamos durante el día, tenemos que almacenarlo. Esto significa que se supone que tenemos que ingerir nuestra comida durante el día y no por la noche, cuando es hora de dormir.

No obstante, cuando los programas FAT están en marcha, ciertas hormonas que se supone que tienen que disminuir por la noche, en cambio aumentan. Esto hace que sintamos un hambre excesiva y ansias de comida basura por la noche.[2] Es muy probable que el cuerpo cause esta alteración hormonal deliberadamente, cuando los programas FAT están en marcha *¡porque comer por la noche es la mejor manera de que engordes!*

Además, cuando comes excesivamente por la noche, los niveles de insulina permanecen altos mientras duermes. La insulina es la hormona de acumulación de grasas, así que el cuerpo permanece en el modo de almacenamiento de grasas toda la noche. En esencia, acabas fabricando grasa mientras duermes.

Si no tienes el estómago lleno cuando te vas a dormir, el cuerpo quemará grasas toda la noche. Así que la diferencia entre comer por la noche o durante el día es la diferencia entre fabricar grasas o quemarlas toda la noche. Puedes tomar los mismos alimentos y en la misma cantidad, pero si lo haces más temprano, posiblemente podrás perder peso sin cambiar la cantidad de comida.

Cuando desconectes los programas FAT, ya no tendrás los problemas hormonales que causan un hambre excesiva por la noche. Pero puede que sigas teniendo la costumbre de comer por la noche. Puedes modificar ese hábito tomando comidas más abundantes durante el día. Al cabo de unos días, el cuerpo adoptará la costumbre de sentir más hambre por la mañana y por la tarde y menos por la noche. Acabará esperando que la mayor parte de la comida que comas la tomes durante el día y, como espera que tu comida principal sea por la mañana o por la tarde, sentirá hambre en esos momentos.

Para empezar a cambiar los hábitos del hambre, haz el esfuerzo de tomar un desayuno abundante, con montones de proteínas, alimentos «vivos» y con omega-3. Al hacerlo, recibirás todos los nutrientes esenciales que necesitas de una forma no corrompida y muy fácil de digerir. Por lo tanto, lo primero que haces por la mañana es darle al cuerpo todo lo que necesita. Esto significa que ya no estará perpetuamente hambriento de nutrientes.

Toma muchos tentempiés de auténtica comida por la tarde. Con el tiempo, cuando veas que vas sintiendo más hambre por las mañanas y el principio de la tarde, y menos por la noche, asegúrate de tomar cenas más pequeñas, ligeras, sanas y a una hora más temprana. La clave es comer mucho durante el día y beber mucha agua por la noche, lo cual ayuda a eliminar los retortijones de hambre.

Después de cenar, bebe un vaso de agua cada hora, más o menos. De esta manera, empezarás a modificar el momento en que sueles sentir hambre. Entonces estarás comiendo todo lo que quieras y tanto como quieras, y perderás peso, en lugar de ganarlo.

Come conscientemente

Cuando los programas FAT están en marcha, el cuerpo reacciona como si estuviera en una época de hambruna. Esto hace que tomes cada comida como si no fueras a ver ningún otro alimento durante días o semanas. Esta es la razón de que los gordos coman tan deprisa y furiosamente. Os aseguro que nunca he visto a nadie comer tan deprisa y con tanta ansia como yo cuando mi cuerpo quería estar gordo. Siempre comía como si no hubiera visto comida en un mes. Cuando comes pausadamente, envías un mensaje al cuerpo que dice: «La comida es abundante, no es una época de hambruna y no hay necesidad de apresurarse ni comer en demasía».

Por otro lado, se necesitan unos 20 minutos para que el cerebro reciba el mensaje de que tienes el estómago lleno. En esos 20 minutos, puedes atiborrarlo con el doble de comida de la que querrías o necesitarías, y lo que sucede es que dilatas el estómago. Cuando eso sucede, necesitarás todavía más comida para llenarlo. Acabas teniendo que comer más sólo para sentirte lleno, pero esta sensación no tiene nada que ver con la cantidad de comida que necesitas de verdad.

La manera de evitar estos problemas es comer pausadamente y más conscientemente. En lugar de meterte la comida de forma mecánica en la boca mientras ves la tele o lees, sé consciente del hecho de que, en realidad, estás comiendo.

Haz un esfuerzo para masticar la comida a fondo y saborearla de verdad; intenta identificar cada especia utilizada. Creo que cocinar con especias nuevas y desconocidas es un buen medio de entrenar las papilas gustativas para que vuelvan a actuar. Cuando masticas bien la comida, la digieres mucho mejor. La digestión empieza en la boca. Hay enzimas digestivas en la saliva que ayudan a predigerir lo que comemos. Al digerir mejor, extraerás más nutrientes de los alimentos y, por lo tanto, necesitarás menos comida para nutrirte.

Si lo piensas bien, no debería ser una tarea pesada, porque lo más agradable de comer es cuando la comida está en la boca y puedes saborearla. Si la conservas en la boca más tiempo, estás maximizando el placer de la comida.

Asimismo, después de comer durante 5 a 10 minutos, es una buena idea tomarse un pequeño descanso. Relájate y disfruta del entorno o de la compañía. Esto refuerza el mensaje a tu cuerpo diciéndole que hay abundancia de comida; no hay necesidad de apresurarse. También le da al cerebro la ocasión de ir a la par que el estómago.

La lechuga te hace ir más despacio

Una estrategia fabulosa para que tus comidas sean más abundantes es convertirlas en ensaladas. Lleva más tiempo masticar las hortalizas verdes, de hoja, así que no tienes más remedio que masticar más a fondo y más lentamente cuando se trata de una ensalada. Por ejemplo, si estás comiendo una *pizza*, puedes cortarla en tamaños de bocado e incorporarlos a la ensalada con montones de diferentes hojas de lechuga y brotes frescos. Elige un aliño que te guste y utiliza tanto como te apetezca. Recuerda, no estamos contando calorías: estamos tratando de crear el hábito de comer más despacio. Como beneficio añadido, acabarás teniendo la costumbre de comer ensaladas y que te encanten. De esta manera, comerás más despacio, comerás menos, y comerás cosas más sanas, digerirás la comida mejor y seguirás disfrutando igual.

Si quieres, puedes convertir casi cualquier cosa en una ensalada, incluso la comida rápida. Lo único que tienes que hacer es cortarlo todo y ponerlo en un cuenco, añadir montones de hortalizas de hoja, quizás algunos brotes, y un aliño delicioso. Te recomiendo utilizar aceite de semillas de lino (o cualquier otro aceite de frutos o semillas) para el aliño; también puedes añadir proteína en polvo a cualquier aliño cremoso para incrementar el contenido nutricional de la comida.

Tanto si adoptas la estrategia de la ensalada como si no lo haces, por favor, haz un esfuerzo consciente por comer más pausadamente y masticar a fondo.

Come como si estuvieras delgado/a

Los llamados «naturalmente delgados» comen lo que quieren, siempre que quieren, y no se castigan por ello.

Te aconsejo que comas lo que quieras, sin juzgarte, vacilar ni sentirte culpable. Al hacerlo, le quitas importancia a la relación que tienes con la comida. Si lo haces, debilitarás el control que la comida tiene sobre ti. De esta manera, eliminarás los atracones y no tendrás «días buenos» y «días malos». Al final, el problema desaparecerá y serás una persona naturalmente delgada.

Tómate diez minutos de descanso y aumenta tu vitalidad

Un último consejo para reunir toda la información de esta sección es que trates de tomarte un descanso de 10 minutos para aumentar tu vitalidad, cada día o con tanta frecuencia como sea posible. Puedes probar después del almuerzo o por la tarde, cuando notes que tu energía flojea, o al final de la mañana, cuando has hecho algo de trabajo.

En ese descanso de 10 minutos, vete a un bar de zumos y tómate una dosis de zumo fresco de brotes de trigo, que está lleno de clorofila «viva», que es pura vitalidad líquida. Básicamente, es energía solar convertida en nutrientes esenciales. Es como beber sol capturado; con toda probabilidad, es lo mejor que puedes darle a tu cuerpo. Si no te gusta el sabor, puedes mezclarlo con un vaso de agua o con un zumo vegetal o de frutas, y ni siquiera te darás cuenta de que está ahí.

También puedes cultivarlo tú mismo, o comprarlo en bandejas y hacer el zumo tú mismo. Es lo que yo hago. Tengo una licuadora de brotes de trigo, y compro un número fijo de bandejas cada semana. Para conseguir los máximos efectos, los brotes tienen que estar recién licuados y beberlos antes de que transcurran dos minutos después de haberlos licuado; de lo contrario, te pierdes todos los beneficios de la vitalidad. Siempre me sorprende cómo cambia el sabor del zumo si espero más de dos minutos para beberlo: desaparece todo el sabor. Pero el zumo recién extraído y bebido de inmediato es bastante agradable. Otra cuestión importante que hay que tener en cuenta al comprar el zumo es que algunos establecimientos cortan la hierba con anterioridad y la guardan en el frigorífico para después hacer el zumo. Aunque esto pueda ser más cómodo para ellos, es menos preferible desde el punto de vista tanto del sabor como de los beneficios que aporta.

Si, por las razones que sean, no te es posible conseguir zumo de brotes de trigo, toma algunas verduras oscuras, frescas y crudas. Esta es una parte de la ecuación del descanso de supervitalidad. La otra es salir al aire libre 5 minutos y practicar el ejercicio de chi-kung llamado «Comer el sol», que describía en el capítulo 11. Ese ejercicio, de 10 minutos, aumentará tu energía de tal modo que no estarás agotado por la tarde ni a la llegada de la noche. Como resultado, ya no tendrás los bajones de energía que son las causa de las ansias de comida basura. Por añadidura, estarás cargando a tope el cuerpo con la energía vital esencial que todos necesitamos.

Estos simples consejos te permitirán eliminar las formas físicas de hambre y sobrecarga tóxica que pueden hacer que tu cuerpo quiera estar gordo y poner en marcha los programas FAT. Conforme el cuerpo esté mejor nutrido, también estará más sano y se alejará de la necesidad de estar gordo. Observarás que, gradualmente, tienes menos hambre, tendrás ganas de comer alimentos más sanos, tendrás más energía, y estarás naturalmente más activo e interesado en vivir una vida más activa físicamente.

Además, tu cuerpo empezará a quemar grasas con una eficacia cada vez mayor. Se creará una espiral positiva porque, cuanto mejor sea tu cuerpo quemando grasa, más energía tendrás y menos comida necesitarás. Siempre que tu cuerpo necesite energía, explotará tus reservas de grasas, en lugar de obligarte a conseguirla de fuentes externas.

Al aunarse estas cosas, perderás peso sin siquiera tener que hacer el esfuerzo de ser disciplinado o «controlarte». Tu cuerpo trabajará contigo, en lugar de contra ti, en tus esfuerzos por adelgazar.

En la última sección de este libro hablaremos de cómo ir integrando paulatinamente estos consejos en tu vida para convertirlos en costumbre. Antes de que te des cuenta, se habrán convertido en una parte automática de tu vida diaria.

Notas

1. Véase el Apéndice (pág. 239) para saber cuáles son las hormonas pertinentes para los programas FAT.

2. Para más información sobre cómo se invierte el ritmo binaural de los niveles de cortisona, de forma que esos niveles se mantengan elevados por la noche, véase S. Talbott, *The Cortisol Connection*, Hunter House Publishers, Alameda (California), 2002; y el Apéndice (pág. 239) para ver la relación entre el cortisol y los programas FAT.

PARTE IV

Fuerzas positivas
que hacen que tu cuerpo
<u>quiera</u> estar delgado

16

Tensiones positivas

Hasta ahora, nos hemos centrado en cómo eliminar las tensiones negativas (tanto físicas como emocionales) que pueden activar los programas FAT. Son esas tensiones las que engañan a tu cuerpo y le hacen creer que necesita estar gordo para protegerte. Pero igual que se le puede engañar para creer que necesita estar gordo, también se le puede engañar para que piense: «¡Tengo que estar delgado!»

En lo que hace a la pérdida de peso, el estrés puede ser algo bueno o algo malo. Esta es la razón de que algunas personas engorden, mientras que otras adelgazan. Con frecuencia, todo depende de cómo el cerebro interprete las tensiones mentales y emocionales. No obstante, hay ciertos casos donde la interpretación sólo puede seguir una dirección: «Necesito estar más delgado para sobrevivir». O para decirlo de una manera más elemental: adelgaza o te comerán.

Adelgazar o ser comido

Cuando introduces tensiones (o estreses) que hacen que tu cuerpo crea que tiene que estar delgado para sobrevivir, has ganado la batalla de la pérdida de peso. Se trata de las tensiones buenas. Y hay maneras de convertir estas tensiones en una parte grata de tu vida diaria.

Veamos primero el estrés principal que hará que tu cuerpo quiera estar delgado: el ejercicio.

~~~~~~~~~~~~~~~

Carta de advertencia

Querido lector:

Hola. Soy yo, tu amigo autor.

Lo sé.

He usado la palabra que empieza por «E».

En este momento, puede que odies el ejercicio. Le pasa a la mayoría. Créeme, en un tiempo yo lo detestaba tanto como tú y sé lo que estás pensando:

«¡¡¡Oh (pon aquí tu taco preferido)!!!»

«¡Hasta ahora todo iba de maravilla!»

«¡¡¡¡SABÍA QUE HABÍA UNA TRAMPA!!!!»

Pero, por favor, escúchame hasta el final. No voy a pedirte que hagas ejercicio, si no quieres. Sólo quiero señalarte algunos datos interesantes que quizá no conozcas respecto al ejercicio.

También tengo algunas pistas útiles sobre cómo sacar el máximo partido a la actividad física, y también cómo pasártelo en grande cuando la hagas. Si decides hacer ejercicio, conseguirás unos resultados muy rápidos. Además, empezarás a disfrutar del ejercicio en lugar de temerlo.

Cuando pesaba más de 180 kilos, prácticamente perdía el conocimiento cada vez que intentaba atarme los cordones de los zapatos. Moverse no sólo no era nada divertido, sino que respirar era incluso difícil. El ejercicio era lo último que se me pasaba por la cabeza, venía justo detrás de probar «La dieta de las medusas del Ártico».

Pero tienes que entenderlo. Además de los problemas evidentes y estrictamente mecánicos que hacen que moverse sea difícil y muy desagradable cuando eres obeso, también intervienen factores químicos y psicológicos muy definidos, unos factores que hacen que odies el ejercicio.

Para empezar, cuando los programas FAT están en marcha, el cuerpo no quiere que hagas ejercicio porque te ayudará a perder peso. Y esto es lo último que el cuerpo quiere que hagas.

Recuerda, uno de los principales componentes del programa FAT es obligarte a conservar la energía. El cuerpo hace que te sientas cansado todo el tiempo. Es un mecanismo deliberado que usa para mantenerte inactivo. Cuando los programas FAT están en marcha, sólo pensar en el ejercicio hará que te sientas cansado.

Hemos hablado largo y tendido sobre las muchas maneras en que puedes desconectar los programas FAT, así que una vez resueltas estas cuestiones, el componente hormonal y químico de la ecuación «Odio el ejercicio» desaparecerá naturalmente. Tendrás mucha más energía, sentirás un brío mayor y, realmente, querrás hacer ejercicio y ser más activo; esto resuelve la parte química.

Pero sigue habiendo el componente psicológico. Sigue habiendo un gran número de asociaciones negativas que quizá relaciones con el ejercicio. Tendrás que solucionarlas antes de poder disfrutar, realmente, del ejercicio.

Así que ten paciencia y sigue conmigo un poco más.

Cordialmente,

Jon

Ejercicio: La mejor tensión para hacer que tu cuerpo quiera estar delgado

El ejercicio es valioso no porque queme calorías, sino porque, si se hace como es debido, puede lograr realmente que tu cuerpo quiera estar delgado.

Todos sabemos que el ejercicio quema calorías, pero sólo quemarlas es inútil si lo único que se consigue es que tengas más hambre. Si quemas más calorías, pero también necesitas comer más, el resultado neto es cero.

Desde el punto de vista de la pérdida de peso, las calorías que quemas durante el ejercicio son *un aspecto bastante menor* comparado con los otros muchos beneficios positivos que el ejercicio nos proporciona. De hecho, concentrarse en el aspecto de quema de calorías puede ser desalentador y desmoralizador. En el gimnasio, hay una máquina aeróbica que se supone que me dice cuántas calorías he quemado, pero siempre que la uso me desanimo. Me asombra las pocas calorías que he quemado comparado con la cantidad de esfuerzo que he hecho.

En realidad, no es posible, de ninguna manera, que la máquina calcule cuántas calorías he quemado durante el ejercicio, dado que no sabe nada de lo que sucede, a nivel bioquímico, dentro de mi cuerpo. La máquina sólo mide las calorías en relación con el trabajo mecánico que estoy haciendo, basándose en un cálculo de mi edad y peso corporal. Esta cifra no tiene absolutamente ningún sentido. Un cuerpo con el doble de músculo podría quemar el doble de calorías —o más— haciendo el mismo ejercicio. Incluso si la medición fuera más precisa, no nos daría ninguna indicación sobre las grasas que estamos quemando.

Un cuerpo que se resiste a quemar sus reservas de grasa como combustible quemará muchas menos grasas por calorías usadas que un cuerpo atlético, muy entrenado. Si prestas atención a esta treta contraproducente, tendrás la sensación de que es mejor ingerir 300 calorías menos al día que hacer ejercicio durante 1 hora. ¡Y como ya debes saber a estas alturas, nada podría estar más lejos de la verdad!

Las calorías quemadas durante una sesión de ejercicio no son importantes. Igual que es más importante tener en cuenta los efectos hormonales de lo que comemos, también los efectos hormonales del ejercicio son más importantes que las calorías que quemamos durante ese ejercicio.[1]

Cómo el ejercicio adecuado hace que el cuerpo quiera estar delgado

El cuerpo quiere estar delgado cuando piensa que debe estarlo para sobrevivir. Si vivieras en un entorno donde hubiera muchos animales devoradores de hombres que te dieran caza, y cada dos días tuvieras que salir corriendo para evitar que te comieran, el cuerpo comprendería que necesitas ser delgado y rápido, y que cuanto más delgado estés, menos peligro corres. Incluso una onza [30 g] de grasa de más podría representar la diferencia entre la vida y la muerte. El ejercicio adecuado puede engañar a tu cuerpo para que crea que vives en un ambiente así. Hará que crea que debe estar tan delgado y en forma como sea posible, a fin de sobrevivir.

Cuando practicas un deporte y corres tan rápido como puedes para atrapar la pelota, el cuerpo supone que lo haces por una única razón: sobrevivir. Imagina por un momento que estás jugando al fútbol y recibes la pelota a 30 metros de la meta. Correrás con todas tus fuerzas para dejar atrás a los defensas y lanzarás el disparo: ¡¡¡Gol!!! Lo que acabas de hacer, en ese caso, es provocar unas señales hormonales en tu cuerpo que imitan la acción de huir de un león en la sabana africana.

El cuerpo no tiene ni idea de que te lanzas a la carrera voluntariamente porque estás tratando de marcar un gol. No sabe qué es un partido de fútbol ni qué es un gol, y no le importa. Si te estás moviendo a tanta velocidad y con un apremio tan intenso, la única conclusión a la que puede llegar el cuerpo es que debes de estar haciéndolo para seguir con vida. Si necesitas lanzarte a un arrebato de velocidad tan súbito, el cuerpo entenderá que vives en un lugar donde acechan los depredadores.

El ejercicio adecuado para desactivar los programas FAT

Puedes beneficiarte de esta respuesta de supervivencia y explotarla como herramienta para hacer que tu cuerpo quiera estar delgado.

El ejercicio adecuado no es simplemente un artilugio para quemar calorías; es un recurso que desconecta los programas FAT. Y ahora las buenas noticias: no tienes que hacer ejercicio en exceso.

¡No hagas más ejercicio;
sólo haz un ejercicio más inteligente!

Los organismos de la salud de Estados Unidos recomiendan hacer ejercicios ligeros de aeróbic una hora al día, seis o siete días a la semana. Hacen esta recomendación porque sólo ven el ejercicio como una herramienta para quemar calorías. Mira, el aeróbic ligero es estupendo, pero imagina que estás en el bosque y un oso aparece de no sabes dónde. ¿Te quedarías allí haciendo ejercicios ligeros de aeróbic durante 40 minutos? No, te moverías todo lo rápido que pudieras durante unos segundos o unos minutos, hasta que hubieras dejado atrás al oso, o a tus amigos, a quienes también persigue el oso. De la misma manera, siempre que practiques una actividad física, son esos breves momentos de actividad los que hacen creer al cuerpo que necesitas estar delgado.

Pasear es estupendo, porque sí que quema calorías, aumenta la circulación de la sangre y el buen estado cardiaco y fortalece los músculos. Yo lo recomiendo y no tengo ninguna intención de menospreciarlo; es muy útil. Pero no hará necesariamente que el cuerpo quiera estar delgado. Y este es nuestro principal objetivo: hacer que el cuerpo quiera estar delgado.

Caminar puede ser un ejercicio fantástico. Pero cuando das un paseo, para maximizar sus beneficios lo adecuado es variar de vez en cuando la velocidad a la que caminas. Así que si vas a dar un paseo de 20 minutos, no te fuerces durante los 20 minutos. Es mucho mejor caminar tranquilamente la mayoría del tiempo y, luego, tres o cuatro veces durante el paseo, marchar un poco más rápido durante 30 segundos o 1 minuto. Es en esos breves periodos de tiempo en que te mueves más rápido cuando puedes hacer que el cuerpo piense que su supervivencia corre peligro. En lo que hace al cuerpo, el mensaje hormonal es alto y claro:

¡Alerta! ¡Alerta! ¡No hay nada más importante que ser delgado y rápido! ¡Los depredadores que nos persiguen podrían matarnos en cualquier momento! ¡Olvídate de acumular y conservar la grasa! ¡Tenemos nuevas prioridades! ¡Suelta peso! ¡Haz todo lo que puedas para soltar peso! ¡Desconecta todos los programas FAT y adelgaza YA!

Un estudio reciente controló a unas mujeres que hacían ejercicio en una bici estática, 20 minutos al día, tres días a la semana. Se les dijo que aceleraran entre 8 y 12 segundos periódicamente durante el ejercicio. Curiosamente, estas mujeres perdieron tres veces más peso que otras que realizaron el ejercicio a un ritmo continuo durante 40 minutos.[2]

Técnicas de visualización para maximizar los beneficios del ejercicio para perder peso

Si de verdad quieres sacar el máximo partido del ejercicio en el mínimo de tiempo, haz lo siguiente:

El depredador imaginario

Un día que salí a dar una vuelta en bici, me sentía bastante decaído. El paseo era una rutina aburrida y pensé que necesitaba algo para avivarlo y motivarme. Apenas lo había pensado cuando un perro salió corriendo de un jardín y empezó a perseguirme. De inmediato me puse de pie en los pedales y empecé a pedalear con todas mis fuerzas, lo más rápido que pude. El perro me siguió durante más de un kilómetro y medio, a veces estaba sólo a unos centímetros de morderme el tendón de Aquiles. Al final abandonó y el resto del paseo fue fenomenal. Había conseguido toda la motivación y entusiasmo que necesitaba, y la verdad es que estaba lleno de energía.

En las siguientes semanas observé que mi forma física había dado un salto enorme. Estaba mucho más fuerte, y mi paseo habitual era de lo más fácil. Entonces se me ocurrió que acababa de conectar con algo muy primario. Durante aquellos breves momentos en que hui del perro, mi cuerpo corrió para salvar la vida, así que se adaptó volviéndose más delgado y fuerte. Después de esa vez, empecé a hacer algo diferente. Cada vez que llegaba a aquel punto del recorrido me ponía de pie en los pedales y me imaginaba que el perro me perseguía. Descubrí que era una manera genial de activar la respuesta adaptativa de adelgazar o ser devorado. La persecución del perro me proporcionaba los mismos beneficios que una experiencia parecida le había dado a mi gato *Jessie*.

Técnica: Así pues, en esos breves momentos durante el ejercicio en que te mueves a la máxima velocidad, imagina que un depredador te persigue de verdad y te estás moviendo tan rápido porque corres para salvar la vida.

El cuerpo no conoce la diferencia entre los peligros reales y los imaginados, de forma que no sabrá que estás forjando esta visualización dentro de tu cabeza. Pensará que algo te está persiguiendo y que tu vida está en juego. Ser delgado y rápido es ahora cuestión de vida o muerte. Como resultado, sacarás mucho más partido de tu sesión de ejercicio que el de quemar, simplemente, unas cuantas calorías. Además, el ejercicio te sitúa ya en el modo SMART; es decir, que las visualizaciones durante el ejercicio son muy eficaces.

Tu cuerpo ideal

~~~~~~~~~~~~

Técnica: Siempre que estés haciendo una actividad física, puedes visualizar tu cuerpo ideal. Por lo general, en algún momento, mientras voy en bici, imagino que tengo mi forma ideal. Imagino que puedo ver cada músculo del estómago y que las venas y los músculos de los brazos sobresalen. Usa cualquier imagen de tu yo ideal que te dé resultado.

~~~~~~~~~~~~

Alternar entre estas dos técnicas de visualización durante el tiempo en que te mueves más rápido, te ayudará a maximizar los beneficios de tu sesión de ejercicio. Hará que tu cuerpo crea que necesita estar delgado a fin de sobrevivir, y lo programará para que esté en perfecta forma.

Visualización nocturna para reavivar la alegría del movimiento

A todos los niños les encanta jugar. A una cierta edad nos entusiasma la actividad física. Pero incluso si hemos perdido esa alegría, la buena noticia es que podemos recuperarla.

~~~~~~~~~~~~~~~~

Técnica: Por la noche, antes de irte a dormir o siempre que estés en el modo SMART, haz lo siguiente:

- Imagina que estás en perfecta forma y que ya tienes tu cuerpo ideal.
- Imagina que no tienes limitaciones físicas, que ser activo te exige tan poco esfuerzo y es tan agradable como cuando eras niño.
- Elige una actividad física que te atraiga de verdad; puede ser cualquier cosa. Tal vez sea algo que siempre has soñado hacer, como esquiar, surfear, volar con ala delta, hacer paracaidismo en caída libre o escalar montañas. Incluso puedes ganar una medalla de oro en los Juegos Olímpicos en natación, velocidad, salto con pértiga o gimnasia... lo que quieras.
- Sea lo que fuere lo que estés visualizando, utiliza todos los sentidos. Siente el viento, saborea al agua, huele la hierba recién cortada, oye el sonido de los giros que haces en la nieve... siente cada parte de tu cuerpo viva con el placer, el movimiento.

~~~~~~~~~~~~~~~~

Entrenamiento excesivo. No hagas demasiado ejercicio

Si haces ejercicio con demasiada frecuencia o demasiado tiempo, se convierte en una tensión negativa que, en realidad, puede poner en marcha los programas FAT.

Exagerar con el ejercicio se llama *overtraining* (sobreentrenamiento) y sus efectos están bien documentados. Muchos estudios han demostrado que los atletas continúan mejorando su forma física hasta que empiezan a entrenarse demasiado.[3] Cuando esto sucede, empiezan, realmente, a *aumentar* de peso. La razón es que el *overtraining* aumenta los niveles de cortisol,[4] y el cortisol pone en marcha los programas FAT.

El ejemplo más espectacular de *overtraining* que he visto es el de mi amiga Sasha. Un año después de haber tenido un hijo, seguía conservando 14 kilos de los que no se podía librar. Se convirtió en una obsesa del ejercicio, y hacía dos vídeos de ejercicios de 1 hora cada día, 6 días a la semana. Al cabo de unos meses de esforzarse durante horas, día tras día, empezó a acusarlo. Sin embargo, debido a su tremendo aguante y perseverancia, siguió y siguió, como si pagara un precio cada día sólo por existir.

Como hacía ejercicio demasiado tiempo y con demasiada frecuencia, llegó a estar sobreentrenada y ya no perdía peso. Al final, topó con la pared. No podía seguir castigándose cada día y se vio obligada a abandonar. En los tres meses siguientes, perdió los 14 kilos sin hacer nada de ejercicio. Simplemente, desaparecieron.

Cuando eliminó de su vida el estrés crónico, mental y físico, de aquel ejercicio de castigo, permitió que el cuerpo volviera a su estado de delgadez natural. Es un aspecto realmente importante para los que creen que «sin sacrificio no hay beneficio» y que «cuanto más mejor»:

Del mismo modo que forzarte a hacer dieta
tendrá efectos contraproducentes,
forzarte a hacer ejercicio tendrá, también,
los mismos resultados perjudiciales y exactamente
por las mismas razones.

Así que, cuando se trata de hacer ejercicio, no siempre es cuestión de más, más, más. Necesitas días de descanso. Entonces el cuerpo estará fresco y entusiasmado y no temerás ser la actividad física. La idea es aprender a querer hacer ejercicio de nuevo. Si vuelves a abrazar el placer del ejercicio físico, éste ya no será una tarea pesada y lo conservarás de por vida.

Si decides hacer ejercicio, no exageres. Asegúrate de descansar por lo menos tres días a la semana. A mí, personalmente, me gusta ir en bicicleta. Hay un recorrido estupendo que hago por los viñedos de la zona. Suelo hacerlo tres días a la semana. A veces, hago una clase de yoga el sábado por la mañana. Los demás días de la semana descanso y dejo que el cuerpo se regenere; por ello, siempre estoy fresco y lleno de entusiasmo para mis paseos en bici. Si en algún momento pierdo el entusiasmo, me tomo unos días o una semana de descanso para relajarme. Ahora, a veces, paso semanas seguidas sin hacer ejercicio, pero siempre vuelvo, porque ahora me entusiasma ser físicamente activo. Me encanta cómo se siente mi cuerpo cuando hago ejercicio y después de hacerlo. Me siento más feliz y la vida es más fácil.

Consejos para empezar

Si decides que te gustaría empezar a vivir una vida físicamente más activa, aquí tienes tres buenos consejos:

- **Ábrete a la posibilidad de que tu cuerpo esté cambiando.** Cuando el cuerpo ya no quiera estar gordo, tendrás más energía y entusiasmo y querrás actividad. Esto podría ocurrir en cualquier momento. Podría suceder de inmediato, después de escuchar el CD sólo una vez, o podría pasar al cabo de seis meses. Sólo tienes que estar abierto a la posibilidad de que este cambio en lo que sientes respecto al ejercicio es inminente. Permanece abierto a la idea y mantente siempre alerta para descubrir algún tipo de actividad que sea divertida. Cuando la encuentres, concédete la oportunidad de divertirte y volver a conectar con tu cuerpo.
- **Visualiza.** La noche antes de hacer ejercicio, visualiza el día siguiente viendo cómo disfrutas de la actividad que hayas

elegido. Si vas a jugar al baloncesto, visualiza cómo te pones el uniforme, te atas las zapatillas, vas al campo y te lo pasas en grande. Tienes que verte en gran forma cuando juegas. Aprovecha cualquier momento para hacer también las otras visualizaciones... el Depredador Imaginario, el Cuerpo Ideal y Reavivar el Placer.

- **Ten un modelo de conducta inspirador.** Para mí, mientras perdía peso, esa inspiración fue Ashrita Furhman. Ashrita ha batido más de 186 récords de hazañas que exigían una fuerza y un aguante sobrehumanos. ¡Tiene el récord mundial de correr 50 millas [80 km] haciendo malabarismos! Subió, saltando con pértiga, el Monte Fuji. Tiene el récord de la milla [1609 m] más rápida sosteniendo una botella de leche en la cabeza. Y la lista sigue y sigue. En una ocasión fue en bicicleta más de 24 horas seguidas, después de entrenarse sólo tres días.

La primera vez que leí algo sobre Ashrita, me quedé maravillado de que fuera humanamente posible hacer cosas así. Fue, y sigue siendo, una tremenda inspiración para mí. Recuerdo que cuando empecé a ir en bicicleta, me decía: si Ashrita puede ir en bici durante 24 horas, entonces ciertamente yo puede hacerlo durante 20 minutos. Esto lo situaba todo en perspectiva y hacía que resultara mucho más fácil.

Finalmente, pide siempre la aprobación de tu médico antes de empezar un programa de ejercicios.

Otras maneras de maximizar la adaptación
«Adelgaza o te comerán»

Aparte de hacer el tipo adecuado de ejercicio, hay otra manera de conectar con esa adaptación primaria que te exige: «¡Adelgaza!» Puedes poner en marcha un «estrés agudo». Un estrés agudo es cualquier estrés súbito e intenso, y puede producir miedo, entusiasmo o emoción.

El primer estrés agudo fue el de huir de un depredador: la respuesta de «lucha o huye». Los estudios demuestran que un estrés agudo periódico desconecta los programas FAT.[6]

Conviértete en un yonqui de la adrenalina

Uno de los fenómenos mejor conocidos asociado con el «lucha o huye» es el torrente de adrenalina, esa sensación de euforia que te hace sentir: «¡Uf! ¡Me alegro de haber sobrevivido!»

Los que buscan excitación son «yonquis de la adrenalina», o personas enganchadas a la sensación de un subidón de adrenalina. ¿Has observado alguna vez que los que buscan emociones fuertes suelen estar delgados? Es así porque las emociones fuertes son un estrés agudo que desata el mismo tipo de torrente de adrenalina que tendríamos si un león nos persiguiera.

Las actividades como el *bungee jumping* [*puenting*] o el paracaidismo provocan la misma clase de respuesta de emergencia, de desbocamiento del corazón. Nuestro cuerpo supone que nos persigue un depredador, que debemos de vivir en un entorno donde los peligros nos acechan y, por lo tanto, que debemos estar delgados para sobrevivir.

Por supuesto, hay ejemplos extremos, pero cualquier cosa que nos excite o nos haga sentir vivos puede ser útil para crear ese estrés ideal. Entre otros buenos ejemplos están los viajes en globo, la noria, la montaña rusa y el *paint ball*. Darse una ducha fría también va bien. Igualmente, sirven las cosas que te ponen un poco nervioso, como hacer una presentación. Al principio y durante el discurso, puede que estés nervioso, pero luego es posible que te sientas aliviado, incluso electrizado y eufórico.

Un ejemplo perfecto de cómo las emociones pueden lograr que tu cuerpo quiera estar delgado es Jack Osbourne, hijo del famoso rockero Ozzie Osbourne y estrella del *reality show* de televisión *The Osbournes*. Jack desarrolló una pasión por la escalada y perdió veinticinco kilos en sólo pocos meses. Su inmediata transformación demuestra la eficacia de la emoción para conectar con ese instinto primario que hace que tu cuerpo quiera estar delgado.

Haz que tu cerebro interprete el estrés acertadamente

Utiliza el estrés de tu vida para tu beneficio; puedes convertir un mal estrés en otro bueno. La próxima vez que estés en el despacho y averigües que la Bolsa se ha desplomado o que ese cliente de todos los demonios está vociferando por teléfono y culpándote de todos sus males, aprovecha la primera oportunidad que tengas y haz algo físico allí mismo. Dos minutos es lo único que se necesita. Sube algunos tramos de escalera o sal al exterior y muévete; reacciona físicamente. Al hacerlo, le estás diciendo a tu cuerpo que el estrés que acabas de experimentar era un depredador del que tenías que huir.

Recuerda, no es la amenaza mental ni el miedo lo que importa; es la manera en que tu cerebro animal interpreta la amenaza. ¿Es algo de lo que tienes que huir rápidamente, o es algo crónico y continuado que hará que tu cuerpo piense que puede ser mejor estar gordo para mantenerte a salvo? Cuando reaccionas moviéndote, es más probable que tu cerebro animal piense: «No sabemos cuál es esa amenaza, pero se está moviendo. No se queda ahí sentada, aguantando. Debe de ser un ataque. Esto ha ido sucediendo muy a menudo últimamente, o sea que será mejor que empecemos a adelgazar».

Así que, cuando experimentes un estrés súbito, reacciona de inmediato. Con dos minutos de movimiento físico, convertirás un estrés negativo —que podría hacer que tu cuerpo quisiera estar gordo— en otro positivo, que hará que tu cuerpo quiera adelgazar.

Notas

1. Véase C. Yamamoto, K. Yamanouchi y cols., «Improved insulin sensitivity in carbohydrate and lipid metabolism after physical training», *International Journal of Sports Medicine* 7, n.º 6, Thieme, diciembre 1986, págs. 307-310. Para más información sobre cómo el ejercicio reduce los triglicéridos, véase L. Kravitz y V. Heyward, «The exercise & cholesterol controversy», *IDEA Today* 12, n.º 2, IDEA Health and Fitness Association, 1994, págs. 38-42; W. L. Haskell, «The influence of exercise on the concentrations of triglyceride and cholesterol in human plasma», *Exercise and Sports Sciences Reviews*, 112, Williams & Wilkins, Lippincott, 1984, págs. 205-244. Para una discusión más a fondo sobre cómo el ejercicio ayuda a aliviar el estrés y mejorar el metabolismo del cortisol, véase S. Talbott, *The Cortisol Connection*, Hunter House Publishers, Alameda (California), 2002, págs. 44-45, y el Apéndice (pág. 239) para la relación entre la resistencia a la insulina, los triglicéridos, el cortisol y los progamas FAT.

2. Véase D. J. Chisholm, E. G. Trapp, J. Freund y S. H. Boutcher, «The effects of high-intensity intermittent exercise training and fat loss and fasting insulin levels of young women», *International Journal of Obesity*, 32, Nature Publishing Group, 15 enero 2008, págs. 684-691.

3. Véase E. R. Eichner, «Overtraining: Consequences and Prevention», *Journal of Sports Science* 13, n.º 1, supp. 1, Routledge, verano 1995, págs. s41-s48.

4. Véase nota 1 más arriba: S. Talbott, *The Cortisol Connection*.

5. Véase el Apéndice (pág. 239) para la relación entre niveles elevados de cortisol y los programas FAT.

6. Véase B. Youngblood, D. Ryan y cols., «Weight loss in rats exposed to repeated acute restraint stress is independent of energy or leptin status», *American Journal of Physiology—Regulatory, Integrative and Comparative Physiology* 282, n.º 1, American Physiological Society, enero 2002, págs. R77-R88.

17

Perfiles de éxito:
El Método Gabriel en la práctica

La primera edición de *The Gabriel Method* se publicó en Australia, en febrero de 2007. Desde entonces me he visto inundado de historias de personas que han perdido peso y transformado por completo su cuerpo y su vida. He escogido una pequeña muestra de hombres y mujeres de diversas edades que son una prueba del tipo de resultados que puedes esperar conseguir. Algunos han perdido peso muy rápidamente, otros de forma gradual, pero todos han averiguado que sus problemas de peso nunca tuvieron que ver con la disciplina o el control de calorías. Siempre era algún otro aspecto de su vida el que había que solucionar. Con muchos de ellos he tenido contacto personalmente, y los he incluido porque están muy cerca de mi corazón y me son muy queridos.

Carol Skabe es la niñera de mi hija. Fue la primera persona (aparte de mí) en usar el Método Gabriel, y la considero uno de mis ángeles de la guarda. Recuerdo cuando Carol entró en mi vida. Era una época en que me pasaba entre 12 y 15 horas diarias escribiendo y haciendo investigación de bioquímica en internet, y no podía darle a mi hija todo el tiempo y la atención que ella necesitaba. Carol apareció de la nada y le dio a mi hija mucho más que tiempo. Le dio su presencia y valoración.

Estaban juntas casi cada día, y su cariño mutuo iba más allá de lo usual entre un niño y quien le cuida. Además, le ofreció a Inge una extensa familia compuesta por dos tías y siete nietos, todos muy cariñosos con ella y que competían por su atención. No hay palabras para describir lo agradecido que estoy a que Carol esté en mi vida. Me alegro mucho de haber podido darle algo en compensación. Esta es su historia.

～～～～～～

Me merezco lo mejor

Luchaba contra mis problemas de peso probablemente desde los diez años... siempre en constante fluctuación.

Siendo una chica, quería llevar la misma clase de ropa que otras chicas, pero no podía. Así que, de adolescente, me sentía carente de atractivo e inepta. Y como había tenido problemas de peso toda la vida, no me sentía lo bastante buena. No me sentía bien conmigo misma, ni con la manera en que me sentía cuando me miraba al espejo. A la larga, creo que cometí algunos errores en mis relaciones. No me sentía adecuada, por lo tanto no atraía a los hombres mejores a mi vida. Y no creía merecer nada mejor.

Probé con todo tipo de programas para perder peso, y al principio siempre lo perdía, pero luego siempre lo recuperaba. Probé a contar calorías y todas las demás maneras de hacer las cosas, excepto dejarme morir de hambre, y todo el tiempo tenía ansias de azúcar.

Al final necesitaba probar algo diferente. El método de Jon parecía bastante básico porque no era una dieta, sólo se centraba en comer como es debido. Yo no me sentía sana, en absoluto. Tampoco tenía energía. Necesitaba sentirme mejor físicamente, y mejor respecto a mí misma emocionalmente. Necesitaba paz mental. Así que hice la prueba.

Empecé a comer lo que Jon llama «comida auténtica», y al principio pensaba: «Esta manzana no puede compensar, de ninguna manera, una barrita de chocolate; todo esto es un montón de basura porque yo sigo teniendo hambre». Pero después de una semana descubrí que quería comer fruta y que me sabía mejor que el chocolate. Jon también me dijo que espolvoreara semillas de lino en todo, algo que no me molestaba en absoluto. Y con la ayuda de su CD de visualización, empecé a despertarme por la mañana sintiéndome mejor, más positiva respecto a mí misma. Descubrí que no era sólo un CD para perder peso, sino también una afirmación positiva. Era más positiva respecto a la comida que tomaba y a la manera en que se desarrollaba la jornada. Conseguía hacer más cosas en un día, mi nivel de energía aumentaba y estaba perdiendo peso; podía ver cómo lo iba perdiendo. Y si fallaba en algún momento, no pasaba nada, porque con toda la comida buena que tomaba, mi cuerpo seguía recibiendo el alimento que necesitaba.

Una cosa que Jon me enseñó fue a no sentirme culpable, pero, de todos modos, cada vez tenía menos ansias de comida basura.

Perdí 70 libras [32 kilos] en unos seis meses, y me he mantenido desde hace dos años. No quería perder más de 70 libras, así que la pérdida de peso se detuvo en ese punto. Creo que la mente controla mucho de lo que sucede.

Parezco más joven. Me siento más joven. Me siento más llena de energía, más activa, más positiva respecto a mí misma, más capaz de tomar mis propias decisiones. Soy más *yo*.

Una vez que te haces con el control del peso de tu cuerpo, parece que tienes el control de todo lo demás. Ser obesa se convierte en el gran centro de tu vida. Perder peso ha vuelto a poner mi vida en mis manos, está más bajo mi control.

El método de Jon es realmente fácil de seguir, y la prueba está en los resultados.

Carol Skabe, niñera, 55 años

Como muestra la historia de Carol, perder peso no tiene que ver solamente con la pérdida de peso, por sí misma. Conrad, por ejemplo, comprendió que, para él, lo importante era insistir en la salud y la vida.

La vida más dulce de Conrad

Al principio de la adolescencia, siempre tenía un poco de peso de más. Con el paso de los años fui aumentando ese exceso de peso, y cuando alcancé los 95 kilos, empecé a pensar que probablemente me estaba causando un daño grave. Empecé a tener ganas de hacer surf otra vez. Así que primero leí el libro de Kathleen DesMaisons *Potatoes, Not Prozac* [Patatas, no Prozac], y me enteré de los efectos del azúcar y de la harina de trigo refinada en el metabolismo, y los eliminé de mi dieta. No perdí peso, pero tenía más energía y me sentía mucho mejor.

Entonces me hablaron de Jon y su historia. Todo lo que decía me parecía muy lógico, y como aportaba tanto material para respaldar lo que decía, decidí probar lo que recomendaba, en especial las visualizaciones y la puesta en marcha del modo SMART, así como toda la información sobre los programas FAT. Descubrí que, combinando escuchar el CD por la noche, meditar, los cambios de dieta y el ejercicio, empezaba, realmente, a ver resultados. Me entusiasmó. Era asombroso.

Había estado obsesionado por el peso y por la barriga la mayor parte de mi vida, estaba descontento con mi aspecto... con la grasa, con que tenía que ir al gimnasio, etc. Pero cuando empecé a centrarme en la salud, la pérdida de peso vino casi como un subproducto. Fue una revelación para mí.

Antes de leer el libro de Jon, dormía hasta tarde y no hacía nada de ejercicio. Ahora me levanto a las 6 de la mañana y hago media hora de yoga o de surf.

Antes tomaba una comida enorme por la noche y siempre repetía. Ahora tomo 5 comidas más pequeñas, distribuidas a lo largo del día... con muchos alimentos ecológicos, frescos y crudos. También tomo unos 10 gramos de aceites de pescado omega-3 cada día, y me siento mentalmente más alerta —mentalmente más ágil— que antes. Ha sido una diferencia enorme. Sin ninguna duda, tengo más confianza en mí mismo y en mi relación con mi esposa. Me siento mucho más equilibrado, sin aquellos altibajos que sufres cuando tomas un montón de cereales y azúcar en la dieta.

Perdí 16 kilos en 8 meses, y he aprendido que esos resultados vienen de que el Método Gabriel no es una dieta, sino un cambio en el modo de vida.

En mi caso, se trata de «¿Soy feliz?», «¿Es esto sostenible?» Y creo que cualquiera que quiera perder peso no debería intentarlo como si fuera un arreglo de momento. Jon habla de ello. Tiene que ver con la salud, quiero decir, con aumentar la conciencia que tienes, como ser humano, de tu propia salud. Para mí, esta ha sido la gran revelación. Ha sido fantástico. La pérdida de peso sólo ha sido una consecuencia.

Jon ha sido una auténtica inspiración; el trabajo que ha hecho en sí mismo, el libro y los recursos en los que se apoya muestran una verdadera entrega. Si la gente tuviera aunque sólo fuera la mitad de su dedicación, podría hacer lo que quisiera.

Conrad Kenyon, diseñador de la web, 35 años

Sue estaba en una situación en la que se encuentran muchas mujeres hoy en día: agotada por el trabajo, sometida a un estrés excesivo y sin que le quedara nada que dar. Sue es otra persona a la que quiero mucho. Antes de que se trasladara a Denmark (en el suroeste de Australia), era ejecutiva de marketing en Perth.

Después de verme en una presentación en un club de salud local, decidió tomarme bajo su protección y rediseñó mi libro y mi sitio *web*, de arriba abajo. Lo hizo sin cobrar nada, simplemente porque creía en lo que yo estaba haciendo y porque quería ayudarme a difundir el mensaje por todo el mundo. Con su ayuda, mi libro se convirtió en un *bestseller* nacional en Australia antes de que pasaran un par de meses.

Me siento agradecido por haber podido compensarla también a ella.

Un día nos pusimos a hablar de su peso, y vi claramente que tiraban de ella desde muchas direcciones y que se estaba quedando sin energías. El peso era como un escudo que utilizaba para mantener a raya el mundo exterior y todas sus exigencias... una barrera entre ella y todos los que la necesitaban tan desesperadamente.

La historia de Sue trata de cómo volver a conectar con tus orígenes.

~~~~~~~~~

Tiempo para mí misma

Nunca había tenido mucho problema con el peso, porque me entusiasmaba hacer ejercicio. Hasta tres semanas antes de que naciera mi pequeña, iba al gimnasio cinco veces a la semana y me encantaba. He averiguado que siempre que, por las razones que sean, dejo de hacer ejercicio durante un cierto tiempo, no me siento tan feliz como es normal en mí.

Fue un parto muy difícil; se produjo tres semanas antes de plazo, y las cosas no estaban preparadas del todo. Soy una persona muy organizada y estoy acostumbrada a ser eficiente, y había mil cosas que hacer. Pero cuando llevas tu propio negocio, simplemente tienes que hacer lo que hay que hacer. Hacía las cuentas y la declaración para Hacienda en el ordenador portátil, en la cama del hospital. Las enfermeras no se lo podían creer.

Estoy convencida de que caí en, bueno, no en una depresión posparto, sino en un periodo malo, malo de verdad. No podía hacer ejercicio, porque amamantaba al bebé cada tres horas, y durante los tres primeros meses la pequeña tuvo cólicos; no hacía otra cosa que llorar desde primera hora de la mañana hasta las seis de la tarde. Y mi sangre portuguesa hace que si la casa no está limpia, me sienta todavía más estresada. Me gusta tener una casa limpia, porque, si lo está, la vida va bien. Todo pasaba al mismo tiempo. Estaba tan agotada que no tenía tiempo suficiente para comprender lo agotada que estaba, y es realmente fácil caer en esa espiral descendente.

Empecé a hablar con Jon sobre que me veía enorme, y él me dijo que no me preocupara, que cuando dejara de dar el pecho, las cosas volverían a la normalidad. Pero soy una persona muy impaciente.

Bien, yo esperaba que Jon me preguntara qué comía y cuánto ejercicio hacía... ya sabes, lo habitual... Pero él me preguntó: «¿Y qué haces para relajarte?», y yo me dije: «¡Vaya, eso sí que se sale de lo corriente!» Me dijo que mi mente y mi cuerpo interpretaban todo lo que estaba pasando en mi vida como un juego de tira y afloja, y que allí no había «tiempo para ti». Así que me extendió una receta. Y lo primero que dijo fue: «Quiero que te tomes un día libre a la semana, sólo para ti. Quiero que ese día lleves al bebé a una guardería, y no quiero que hagas ningún tipo de limpieza ni trabajo en casa; quiero que ese día sea sólo para ti».

Y lo hice, pero me sentía muy culpable porque mi esposo estaba trabajando mucho y yo llevaba a mi hija a la guardería. Pensaba: «¡Dios mío! ¿Qué clase de madre soy?» Pero me tomaba el día libre, de todos modos. Me tomaba los viernes libres, y durante las primeras cinco o seis semanas después de aceptar la prescripción, lo que hacía era dormir todo el día. Dejaba a la pequeña en la guardería, volvía a casa y me dormía.

Sin embargo, al cabo de un tiempo empecé a salir; iba a pasear, a que me dieran masajes, y supongo que, como estaba realimentándome, mi cuerpo no sentía ninguna carencia. Ya no sentía hambre, y la verdad es que no necesitaba el peso, así que fue desapareciendo fácilmente, sin esfuerzo. No tuve que intentarlo. Tenía la energía para volver a hacer ejercicio. Volví a ese modo y ahora me siento mucho más feliz.

Jon me ayudó a comprender que era importante que me cuidara. También me dijo que, al final de la jornada, mi esposo no tenía por qué volver a casa y encontrarse con una mujer malhumorada, cansada y con los nervios de punta, porque eso sólo pondría más estrés en su vida y en la de nuestra hija. Dijo que si me cuidaba podría cuidar mejor de ellos también, y eso hizo mucho para librarme de mi culpabilidad.

Ahora, siento que he vuelto a recuperar el equilibrio y que, al hacer lo mejor para mí misma, también hago lo mejor para mi familia.

Susan Correia, ejecutiva de marketing y madre, 40 años

Sue acabó perdiendo 15 kilos en sólo unos meses, una vez que comprendió que tenía que alimentar tanto a ella como a su hija y a su marido.

Tener un hijo es bastante difícil, pero estar embarazada y enfrentarse a la ruptura de una relación al mismo tiempo... es una situación que, por desgracia, no es tan inusual. Es el caso de Gabrielle. Gabrielle Hart se puso en contacto conmigo en agosto del 2007 para hacerme una entrevista para su programa de radio. Durante la entrevista recuerdo que ella tuvo uno de esos momentos en que ves las cosas claras, cuando dijo: «Todo tiene mucho sentido». Me llamó cuatro semanas después y dijo que algo había cambiado por completo en su vida. Esta es su historia:

〜〜〜〜〜〜〜

La magia de Gabrielle

Cuando adolescente, yo era naturalmente delgada. Fue sólo después de mis embarazos cuando empecé a engordar. Estaba embarazada de dos meses de mi segundo hijo cuando dejé a mi marido y engordé mucho debido a todo el estrés. En 2000, al final de mi segundo embarazo, había aumentado 25 kilos. Pesaba 86 kilos, luego di a luz y bajé a 82. Pero volvía a recuperarlos y a perderlos. Era un ciclo, arriba y abajo. Era absurdo, y me sentía como si tuviera diabetes.

Luego, en octubre de 2007, hice varias entrevistas para mi programa de radio, y uno de los entrevistados era Jon. Cuando empezó a hablar de «el festín y la hambruna» algo encajó en su sitio. Pensé: «Esto es lo que he estado haciendo». Luego habló de la reacción emocional ante una ruptura, cuando te revistes de protección, y todo aquello tenía mucho sentido para mí. Lo único que tenía era la entrevista de 15 minutos con él, lo cual era asombroso, y cuando desconectamos, hablé con él de mi situación... En ese corto espacio de tiempo hablamos sobre mi comer emocional debido a mi primer matrimonio. Sentía que me lo habían quitado todo, así que estaba en una situación de hambruna. Y lo segundo fue que era «seguro» para mí estar con un poco de sobrepeso, porque entonces nadie se sentiría amenazado por mí.

Dos o tres semanas después compré el libro y el CD. Pero incluso antes de contar con el libro había perdido más de 2 kilos. Fue simplemente ser consciente de «¡Oh, Dios mío! ¡Mi cuerpo quiere estar gordo!» En cuanto abracé los mensajes contenidos en las palabras de Jon, el peso empezó, sencillamente, a desaparecer. No hice nada de forma consciente, excepto repetirme una y otra vez: «Estoy de festín. ¡Guau!» Entonces iba al armario de la cocina y me aseguraba de que siempre estuviera lleno, de manera que pudiera preguntarme si quería algo y luego decir que no.

Esa revelación puso en marcha un cambio en mi interior: la idea de que mi cuerpo hacía esto porque me quería, que esto era lo que estaba bien hacer. En cuanto Jon dijo que la gente está gorda porque su cuerpo quiere estarlo, sentí que un escalofrío me recorría de arriba abajo. Se produjo un despertar. Cuando tuve el CD, lo escuchaba cada día. Me entregué a ello durante tres semanas y media y, al final de ese tiempo, había perdido entre 5 y 7 kilos. Después de cuatro semanas, había adelgazado 10 kilos, y ahora un total de 15.

Mas aún, después de aquellas primeras semanas, todo pareció cambiar. Encontré un nuevo camino profesional, que sencillamente se abrió ante mí. Ahora recorro toda Australia, invitada a eventos asombrosos. Y el peso sigue bajando, magia más allá de la magia, una cosa tras otra.

Jon no sólo te ayuda con el peso; hace que entres en un estado donde consigue que aprecies la magia de quién eres y que tienes algo que compartir. Y cuando conectas con esto, mediante su comprensión, tu mundo se abre.

Además, mis hijos están más sanos y su concentración ha aumentado. (Gabrielle ha aplicado también los principios nutricionales del Método Gabriel a su familia, aunque ninguno de ellos tiene problemas de peso.) Son niños mejores. Y en el trabajo no dejan de ofrecerme multitud de oportunidades. Aparecen así, sin más. No tengo que esforzarme por conseguirlas. No tengo que pedirlas. Creo que vienen del espacio de corazón en el que estoy. El peso, los ingresos... parezco más joven. Tengo la piel mejor. Mi relación con mi segundo marido siempre ha sido fantástica, y ahora es incluso mejor. Es todo. Es como si alguien hubiera encendido las luces. Es como si tuviera magia para compartir, y no hay peligro en que la comparta.

Jon me ha ayudado a dejar de poner obstáculos y permitir que mi magia exista.

Gabrielle Hart, personalidad de la radio
e intérprete, 37 años

~~~~~~~~~~

Khaliah Ali es una de los nueve hijos (siete hijas y dos hijos) del antiguo campeón de boxeo de los pesos pesados, Muhammad Ali. Tiene su propia marca de ropa y participa en muchas obras de beneficencia. Actualmente es la embajadora de Estados Unidos en Wildlife Warriors [guerreros protectores de la naturaleza] del Zoo de Australia. Su libro *Fighting Weight (Luchando contra el peso)* (Harper Collins, 2007) cuenta su larga lucha contra la obesidad y su decisivo avance como resultado de la operación quirúrgica de inserción de una banda gástrica.

Me pareció que era importante incluir su historia porque he hablado con muchas personas que se han sometido a esa operación con resultados decepcionantes. Perdieron peso durante un tiempo corto, sólo para dejar de perderlo, o incluso empezar a recuperarlo de nuevo. Muchas de ellas incluso hicieron que les quitaran la banda. Conseguir reunir el valor para someterse a una medida tan drástica como la cirugía y que luego no dé resultado es descorazonador. Lo esencial es que tanto si te sometes a cirugía como si no, si quieres tener éxito, sigues teniendo que enfrentarte a los problemas reales.

La pérdida de peso de Khaliah fue verdaderamente fenomenal: perdió 81 kilos en muy poco tiempo. Atribuye gran parte de su éxito al Método Gabriel. Conozco a Khaliah desde mediados de la década de 1990, pero conectamos intensamente en julio de 2004, cuando nos concedieron a los dos el Oneness Heart Award. Yo acababa de perder el peso que quería, y ella iba a someterse a la operación de banda gástrica el mes siguiente. Empezamos a hablar de forma regular, y yo la asesoraba cada semana mientras ella iba perdiendo peso. Quería asegurarme de que añadiera alimentos reales, «vivos», y omega-3 a su dieta. Muchas personas creen que pueden tomar batidos de leche todo el día y perder peso. Pero lo que sucede es que su cuerpo entra en una grave hambruna nutricional, y esto hace que quiera aumentar de peso. Ella lo entendió y empezó a encantarle el sabor de los alimentos realmente sanos. La introduje en las ensaladas y, todavía hoy, sigue hablando de la ensalada que preparé para ella. También hablamos largo y tendido sobre la visualización y sobre algunos de los problemas emocionales que estaban presentes en su vida. Esto es lo que dijo:

～～～～～～～

Luchar desde el primer día

Como mucha gente con sobrepeso, mis problemas venían de la infancia.

Estuve en *The TODAY Show* para perder peso en segundo curso, lo cual significa que tenía unos ocho años, y me expusieron en la televisión nacional por estar gorda. Entre los 20 y los 30 años iba y venía de dieta en dieta, y aumenté de 100 a más de 125 kilos. Cuando estaba cerca de cumplir 30 años, me subí a la báscula y pesaba 152 kilos. Mi vida se volvió clara como el agua. Miré a mi hijo y comprendí que tenía que rendirme. No me gustaba cómo había sido mi vida ni adónde iba. Luchaba contra el peso sin cesar.

Tenía 30 años, era muy joven; lo bastante joven para ordenar mi vida, pero lo bastante vieja para reflexionar sobre la parte de mi vida que había perdido. Entre los 20 y los 30 años nunca me había sentado en la playa y dejado que el sol me acariciara la piel. Nunca había tenido relaciones íntimas totalmente desnuda. Además, quería estar sana por mi hijo. Me quedaba mucha vida por vivir. Tenía que rendirme y necesitaba ayuda. Empecé a trabajar con Jon un mes antes de la operación, pero lo importante del Método Gabriel, por lo menos para mí, es que sin importar el camino que elijas, puedes usar el método.

En realidad, el Método Gabriel trata muchas de las causas subyacentes... que hacen que la gente sea obesa y coma en exceso. Por añadidura, está lleno de conocimientos e información nutricional que ayudan a conseguir una salud óptima.

En mi caso, había muchos problemas de control. Creo que el Método Gabriel hace que estés en lo que tienes que estar —en silencio y oyendo lo que tu cuerpo te dice— quizá por primera vez en tu vida. Cuando te pones a dieta, suscribes muchas de las cosas que el mundo tiene que ofrecer, y te crees todo lo que ves y lo que te dicen y las opiniones de los otros. Pero con el Método Gabriel, aprendí a escuchar *mi* propia voz y *mi* propio viaje.

Decidí hacerme la operación de la banda gástrica, pero también seguí todos los consejos de Jon. Creo que fueron los consejos de Jon los que me permitieron alcanzar unos resultados realmente fabulosos. Perdí 81 kilos. Ahora peso 71 kilos.

El método de Jon no es una técnica. Te ayuda a tomar contacto con tus necesidades esenciales como ser humano, esas cosas con las que hemos perdido el contacto. Su idea —que la mayoría tenemos hambre y que lo que hemos de hacer es añadir lo que nos falta, en lugar de eliminar nada— es auténticamente revolucionaria.

¿De qué otra manera se puede explicar un absoluto milagro? Su historia es la más impresionante, sin excepción. Es muy raro que alguien pierda tanto peso. Pero mantenerlo y que la piel no te haga bolsas es extraordinario. Su historia es muy convincente, pero lo más convincente es que vaya a salir al mundo y transformarlo completamente.

Khaliah Ali, diseñadora de ropa,
embajadora de Estados Unidos en Wildlife Warriors,
del Zoo de Australia, 33 años

Y aunque, como decía Khaliah, para muchas personas tener 30 años es ser «lo bastante joven para ordenar tu vida», no deberíamos ver la edad como impedimento para transformar nuestra existencia.

Consideremos la historia de Howard, que con más de 70 años y después de décadas de engordar con demasiada cerveza y malas comidas, perdió más de 18 kilos y no los ha recuperado. Pero para Howard hay algo que es tan importante como perder peso.

Un ángel retirado se transforma

Hacía mucho deporte toda la vida, incluso fui futbolista de competición. Me incorporé a la Armada con 92 kilos, cuando tenía 18 años.

Era un peso de calidad. Tenía unas piernas como las de un caballo de carreras. Incluso ahora mido 117 centímetros de pecho, pero después de unos días comiendo sólo empanadas de carne australianas, había aumentado otros 3 kilos y empezaban a llamarme «gordinflón».

Dejé de hacer deporte cuando tenía 33 años y pesaba casi 102 kilos. Probablemente, bebía demasiado después de cada partido, que era otra manera de añadir todas esas calorías y alguna más. Fui engordando a un ritmo de unos 2 a 3 kilos cada año, durante 20 años, más o menos. No era que estuviera hinchado, sólo que la chaqueta me venía cada vez más estrecha y yo me volvía más holgazán. No te dabas cuenta hasta que ya no podías abrocharte el botón de arriba de la camisa. Cuando cumplí los 43 pesaba 108 kilos, y a los 53, 114 kilos.

Luego estaba el estrés. Como contable de algunas de las compañías más importantes del mundo, tenía que cumplir muchas fechas límite. Y para seguir trabajando, tenía que seguir comiendo o bebiendo para que, al llegar la mañana, el trabajo estuviera acabado. En realidad, parte de lo que comía era por la mañana temprano; podía ser una bebida y un bocadillo.

Era el vino, la cerveza, el queso, las galletitas... y los cacahuetes. Luego, en la década de 1960 salió al mercado el pollo asado para llevar. Eso era antes del Kentucky Fried Chicken. Así que, después de un partido de squash, despedazábamos el pollo y nos comíamos todos los trozos malos que hoy se supone que no debes comer.

Quería retirarme en 2000, pero tuve que vérmelas con la crisis de las puntocom. Tuve que empezar a trabajar de nuevo, como agente inmobiliario. Con dificultad conseguí una pensión. Era muy estresante. Había una competencia brutal.

Así que fui al seminario de Jon en Perth. Después de leer su libro, dejé de beber alcohol. Él me enseñó que hay un cuerpo delgado dentro del cuerpo gordo que intenta salir fuera. Aquellas tres palabras «piensa en delgado» fueron las más importantes de todo el libro. Se trata de eso. Es algo más que dietas; es más que las caminatas que hago. Es el lado holístico de las cosas... que tu mente funcione bien.

Creo que el CD es lo más esencial. Mi vida cambió radicalmente; también me hice con un ejemplar de *The Secret*. Y ahora soy amigo de todo el mundo. Los chicos vienen a verme. Me han hecho dos operaciones de rodilla, pero puedo ir andando

a cualquier sitio con estos bastones, cuando antes no podía
hacer nada parecido. Viajo. Mi vida ha cambiado mucho. Toda
mi vida ha cambiado a mejor. He tenido que arreglarme alguna ropa y desprenderme de otra.

Sin ninguna duda, Jon hizo que me pusiera en marcha. Jon
Gabriel me hizo ese regalo.

No me veo volviendo atrás desde donde estoy. Tengo muchísima felicidad en mi interior.

Howard Angel, contable retirado, 74 años

La historia de Amanda es verdaderamente excepcional. En mayo
de 2005, después de que yo apareciera en *A Current Affair,* me
llamó pidiéndome un ejemplar de mi libro. Faltaba mucho para
que estuviera terminado, pero Amanda no se olvidó de mí. Me
llamaba cada seis meses, preguntándome cómo iba el libro. En
febrero de 2007 me volvió a llamar, y le envié un ejemplar de
regalo por haber sido tan paciente. No conocía nada de ella ni
de su situación. Seis meses después me llamó una vez más, pero
ahora para decirme que había perdido 51 kilos, y que su grave
diabetes del tipo 2 había remitido. Los niveles de azúcar en la
sangre habían bajado desde 17-19, una amenaza para su vida,
a unos saludables 5-7, y el médico no se lo podía creer. Cuando colgué el teléfono me dije que si no logro nada más en la
vida, hay una mujer de 69 años ahí fuera a la que le han dado
una nueva oportunidad en la vida. Y que, de alguna manera, yo
he podido contribuir a ello. Tenía una enorme sensación de haber completado algo, como si mi vida y todas las dificultades
por las que había pasado tuvieran un propósito. No habían sido
en vano.

~~~~~~~~~~~~~~

Una nueva oportunidad en la vida

Siempre tuve un exceso de peso razonable (siempre fui robusta), incluso de niña. Pesaba unos 95 kilos. Tengo una estructura ósea grande, así que no parecía gorda. Fue después de retirarme cuando empecé a hincharme de verdad. Mi amiga me llamaba el Hombre Michelin. Engordé muchísimo. Justo después de retirarme, se me ensancharon los hombros, y los pechos y las piernas aumentaron de tamaño. Fueron necesarios dos años, después de retirarme, para que apareciera la Mujer Michelin. Subía y bajaba. Probé varias cosas, pero ninguna dio resultado.

En un momento dado hacía ejercicio cada noche, durante unos 6 meses, y sólo perdí 7 kilos. Luego, si lo dejaba, lo recuperaba todo en cuestión de semanas. Además, estaba el cansancio normal que sientes cuando cargas con un montón de peso. Pierdes el interés por todo, porque no quieres hacer nada. Básicamente, vegeté durante años.

Entonces vi a Jon en televisión y algo encajó en su sitio. Fue como «Esta es tu respuesta». Lo llamé, pero el libro todavía no estaba listo. Periódicamente volvía a llamarlo, porque seguía tratando de perder peso. Luego, a principios del 2007, Jon me envió el libro y el CD. Todavía pongo el CD cada noche. No me voy a la cama sin escucharlo. Fue como un milagro. Después de leer el libro y escuchar el CD, me dije: «Esto está bien», y empecé a perder peso. Al principio no pensaba mucho en ello, pero luego empecé a ponerme en forma. Mi hija fue la primera persona en darse cuenta; ya no tenía una barriga que me colgaba hasta las rodillas.

No siento la necesidad de comer carbohidratos, pan, pasteles y galletas. Para ser sincera, simplemente perdí el interés. El CD es brillante. Recorté una foto de una chica joven con un tipo precioso y la puse al lado de la cama para visualizarla. Decidí centrarme en las principales partes que quería adelgazar: brazos, piernas y trasero. Así que escucho el CD, miro la foto, apago la luz y me voy a dormir. Con frecuencia no oigo el final del CD, pero duermo toda la noche de un tirón y me despierto sintiéndome bien.

He sido muy intuitiva la mayor parte de mi vida. Creo, sinceramente, que cuando tienes que ver algo, lo ves; por eso seguí detrás del libro, porque sabía que era bueno para mí. Sentía que daría resultado, y *lo dio*. Perdí 51 kilos en unos 6 meses. Nunca controlé lo que iba perdiendo ni cuándo lo perdía, y no me pesaba ni me medía.

He mantenido mi nuevo peso desde hace 8 meses, hasta ahora, y no lo recupero. No dejaré de escuchar el CD. No dejaré de hacer mi visualización cada noche. El CD es mi mantra.

Además, al principio, mi nivel de azúcar en la sangre fluctuaba entre 16 y 17, y a veces subía hasta 20, pero cuando empecé el Método Gabriel estaba en torno a los 17. En los últimos 12 meses ha bajado hasta estar entre 7 y 5. Estoy dentro de los niveles normales. Dicen que sigo teniendo diabetes, pero yo no lo creo. No tengo que preocuparme de eso.

Estoy pensando en aprender italiano. Siempre había querido hacerlo, pero cuando engordé tanto, no quería hacer nada. Ahora quiero ser parte del mundo de nuevo. No había tenido vida social durante mucho tiempo. No quería hacer nada ni ver a nadie. ¡Pero ahora…! Rodé cuesta abajo mucho tiempo, pero como me estrellé bastante rápido, creo que también me recuperé bastante rápido. Puede que sea porque estoy hecha así. Ahora puedo estructurar mis ideas de una manera más positiva.

Amanda Pierce, operadora de una central
de llamadas, 70 años

En medio de todas estas historias sobre perder peso y cambiar de vida, aparece lo completamente inesperado. Mientras compilaba historias para este capítulo, me llamó Karen, saliendo de la nada, para decirme lo agradecida que me estaba por escribir el libro y el enorme efecto que había tenido en su vida. Esta es la historia de Karen:

No se trata sólo de perder peso

No tengo un problema de peso. Soy una persona naturalmente delgada, pero he sufrido problemas de salud muy graves. Tuve un caso serio de cándida *(Candida albicans)*, y seguí una dieta anticándida durante cuatro años. Me habían diagnosticado diabetes insípida e infecciones del tracto urinario. En lo que hace al cuerpo, no estaba funcionando bien. No dormía bien. Por la noche iba al baño dos o tres veces. Los intestinos no me funcionaban. No podía comer; no podía pensar. No podía acordarme de las cosas. Algunos días, ni siquiera podía levantarme de la cama debido a mi mala salud. Podía dormir tres días seguidos y seguir cansada. Había recorrido todos los caminos médicos que puedas imaginar. Tenía una acidez alta en la sangre. Me hicieron análisis del pelo y las uñas, y descubrieron que tenía unos niveles altos de mercurio y bajos de calcio. No importaba lo buena que fuera la comida que tomaba, los nutrientes no llegaban a mis células.

Entonces mi pareja compró el libro de Jon. Hay mil y un libros sobre perder peso dando vueltas por ahí, y no creí que valiera mucho, pero entonces él compró todos esos suplementos para la pérdida de peso, como las enzimas digestivas y los omegas y el aceite de semillas de lino y todo eso, y pensé: «¡Son unos suplementos muy buenos!» Luego mi pareja perdió 8 kilos y me dije: «Ese tipo debe de saber de lo que habla».

Así que, por curiosidad, decidí echar una ojeada al libro de Jon. El capítulo 6 me hizo alucinar, porque comprendí que tenía que aceptarme, aceptar a mi familia, mi educación, y que tenía que perdonar: perdonar a mi madre, perdonar a mi padre, perdonar todas las cosas malas que me habían sucedido.

La primera vez que leí ese capítulo estuve a punto de tirarlo contra la pared, porque pensé: «¡Estás de broma! NUNCA, jamás, voy a perdonar a esas personas, por años que viva». La segunda vez que lo leí, unos tres meses más tarde, le di unas vueltas a la idea. Pensé, bueno, quizá podría, quizá no podría. Y decidí: «No, no voy a hacerlo».

Pensaba que el perdón era debilidad. Es decir, no podía perdonarlos, porque tenía que demostrarles que era fuerte y que lucharía contra ellos. Así era mi manera de pensar. Tuve que aprender a ser independiente, y para ello construí ese enorme muro a mi alrededor. Pensaba que nadie podía alcanzarme, que era fuerte, pero en realidad era un alma perdida.

Cuando acabé de leer el libro la segunda vez, me puse a leerlo de nuevo desde el principio —de cabo a rabo—, y comprendí que no tenía otra alternativa. Perdonar era un paso que tenía que dar porque mi salud iba de mal en peor.

Lo que también vi, después de leer el libro y escuchar el CD, fue que todo el día, cada día, me decía que tenía cándida. Me levantaba por la mañana y me decía: «Hago esto porque tengo cándida. No puedo hacer esto porque tengo cándida». Me lo repetía quinientas veces al día, y entonces me ocurrió algo. No es extraño que tenga cándida; no dejo de repetirme que la tengo. Así que empecé a visualizarme sana, visualizarme libre de cándida, diciéndole a la enfermedad de mi cuerpo: «Te doy permiso para que te marches. Ya no te necesito para nada. Eres libre de marcharte».

Luego, un día, toqué fondo. Estaba llorando a mares. Cogí

el libro de Jon porque, por alguna razón, siempre me anima. Llegué una vez más al capítulo 6 y me saltó a la cara. De ninguna manera podría estar más sana a menos que perdonara. Aquella noche, al irme a la cama, hice lo que Jon decía en el libro. Acepté las cosas y me dormí. Dormí como un tronco, como un recién nacido. El mejor sueño de toda mi vida. El primer paso es siempre el más difícil; después fue, sencillamente, fácil. Ahora llevo un diario con una norma, y es que sólo escribo cosas positivas. Palabras positivas, pensamientos positivos que haya tenido durante el día. Y palabras sobre lo feliz que soy por estar sana, y todo es mucho más fácil y ligero.

Mi curación fue instantánea. Todo el problema de salud desapareció en veinticuatro horas. El 80 o 90 por ciento de mi cándida se fue de la noche a la mañana. Mi cuerpo soltó lastre. Yo solté lastre. Sinceramente, creo que Jon está muy conectado. He tratado con mucha gente del sector médico, y no confío en nadie con una bata blanca porque siento que no tienen ni idea de lo que hablan. Por alguna razón absurda, esta persona naturalmente flaca se sintió atraída por Jon y su libro más que por cualquier otra cosa. Me hizo sentir bien que alguien me comprendiera.

Lo había probado todo en los cuatro años anteriores, pero el Método Gabriel fue lo único que me dio resultado. Estoy en las nubes. Ahora estoy a prueba de balas. Me siento como si fuera la persona más sana del planeta.

Karen, cuidadora de perros, 24 años

Si quieres leer las transcripciones completas de estas historias y de muchas otras, por favor visita gabrielmethod.com. Estoy pensando en convertirlas en un libro porque cada una de ellas es muy positiva y reconfortante. Y cuando empieces tu transformación, te ruego que te mantengas en contacto conmigo; no dudes en llamarme o enviarme un *e-mail* cuando quieras. Nada me gustaría más que incluirte en ese libro. Puedes hacer que se haga realidad, y estoy aquí para ayudarte de todas las maneras que pueda.

Es hora de hacer que se haga realidad para ti.

PARTE V

Cómo hacer que sea una realidad para ti

18

Cómo crear tu nuevo cuerpo

Bien, vamos a reunirlo todo y diseñar un método que te dé resultado a ti. Como verás, hacerlo es bastante fácil: sólo tienes que centrarte en unas cuantas cosas cada mes, hasta que se conviertan en costumbres. Una vez que lo sean, no tendrás que volver a pensar en ellas.

El planteamiento mes a mes

Primer mes

Por la noche: Antes de irte a dormir, mira la foto que hayas seleccionado, practica la visualización unos segundos y luego escucha el CD del Método Gabriel[1]. Permítete quedarte dormido/a mientras escuchas el CD.

Te recomiendo que lo hagas cada noche durante el primer mes o, por lo menos, varias veces a la semana; luego, de forma regular durante los meses siguientes. El CD aborda *todas* las posibilidades de hambre emocional, obesidad emocional y obesidad mental. También ayuda a practicar la visualización mientras estás en el modo SMART, un estado muy receptivo. De esta manera, durante toda la noche estarás creando un cuerpo que quiere estar delgado, mientras consigues un sueño muy reparador.

Lo primero por la mañana: En cuanto abras los ojos, vuelve a coger la foto, mírala y luego cierra los ojos e imagínate en una forma perfecta. Hazlo sólo treinta segundos. Luego imagina que el resto del día se desarrolla exactamente como tú quieres.

Desayuno: Toma un gran desayuno. Come cualquier cosa que quieras, incluyendo incluso la clase de alimentos que tomarías para cenar. Si te gusta comer cereales y patatas (algo que no aconsejo necesariamente), la mañana es el mejor momento de hacerlo. Recuerda tomar alimentos ecológicos e integrales siempre que sea posible. Procura reservar más tiempo para el desayuno o el almuerzo para poder comer pausadamente. Sería maravilloso que pudieras tomar una de estas dos comidas con tu familia, para convertirlas en comidas familiares.

Suplementos

También es importante añadir los siguientes suplementos:

- Lo primero por la mañana, con el estómago vacío, toma un probiótico y 2 vasos de agua (capítulo 12).
- Te aconsejo que tomes por lo menos 2 cápsulas de enzimas digestivas con el desayuno. También puedes tomarlas con otras comidas (capítulo 12).
- Toma entre 5 y 10 gramos de un suplemento omega-3. Puedes tomarlo de una vez o repartido a lo largo del día (capítulo 10).
- También te recomiendo que tomes suplementos multivitamínicos y multiminerales. Asegúrate de que el primero contenga la vitamina E.

Tentempiés por la tarde

Por la tarde, toma alguna fruta y frutos secos sanos y preferiblemente ecológicos, o cualquier otro alimento «de verdad» de los que he recomendado en este libro.

Agua

Bebe un vaso de agua antes de cada comida, antes de cada tentempié, y mucha agua por la noche (capítulo 13).

Añade alimentos «de verdad»

Haz un esfuerzo por añadir más alimentos ecológicos, frescos y «vivos» a tus comidas (capítulos 10 y 15).

Segundo mes

Añade una sesión en modo SMART

Si quieres llevar las cosas al siguiente nivel, o como alternativa a escuchar el CD, haz una sesión de 10 minutos en modo SMART, preferiblemente que sea lo primero de la mañana (capítulo 8).

Después de unos cuantos meses, quizá quieras dejar de escuchar el CD por la noche, pero te aconsejo que practiques la visualización matutina como costumbre para toda la vida. Si tus experiencias se parecen a las mías, quizá descubras que no quieres renunciar a esta sesión matinal por nada. Una vez convertida en costumbre, contarás con un poderoso mecanismo para cambiar y mejorar cualquier aspecto de tu vida que desees.

Si dejas de escuchar el CD, de todos modos deberías pasar unos momentos practicando la visualización por la noche y en cuanto te levantes.

Yo suelo practicar la visualización unos segundos, cada noche, antes de quedarme dormido, y se ha convertido en un hábito. Pero hubo un periodo de tiempo, después de perder el peso, en que pensé que ya no tenía que seguir haciéndolo. Pensé que había «llegado» y que ya no necesitaba la práctica. Lo que pasó, después de unas semanas, fue que observé que estaba comiendo más y pensando más en la comida. Como resultado, empecé a preocuparme mucho de que algo hubiera cambiado, de que mi cuerpo ya no quisiera estar delgado. Entonces reanudé la práctica de la visualización cada noche, como antes, y todo volvió a la normalidad. Empecé a comer menos y a pensar menos en la comida.

Ahora veo la práctica diaria de visualización como «programar el piloto automático». Las tormentas y los vientos de costado pueden desviar a un avión de su rumbo, sin importar lo bueno que sea el piloto automático. El estrés y la tensión del pesado trabajo diario pueden tener el mismo efecto en tu cuerpo, haciendo que se desvíe de su rumbo. Cuando inviertes 30 segundos aplicando la visualización cada noche, estás volviendo a programar tu piloto automático para no perder el rumbo.

Come pausadamente

- Céntrate en comer con más calma. Este mes haz un esfuerzo para comer lentamente y masticar muy bien la comida. Procura abandonar la costumbre de comer mientras ves la tele o lees. Conviértete en alguien que come «conscientemente».
- Convierte el almuerzo o la cena en una ensalada. Con independencia de lo que comas, aunque sea lasaña o un pavo entero, córtalo a pedacitos y mézclalo con muchas verduras frescas. Ponle tanto aliño como quieras y utiliza el aderezo para ensaladas que más te guste. Haz que la ensalada sea algo que tenga un sabor estupendo y que te deje satisfecho.
- Después de comer, tómate un pequeño descanso de 5 a 10 minutos para que tu cerebro pueda ponerse a la par de tu estó-

mago, y enviar el mensaje de que la comida es abundante y no hay necesidad de apresurarse.

- Deja de comer en cuanto te sientas lleno, incluso si te detienes sólo 1 minuto o 2. Siempre puedes volver a comer cuando te apetezca (capítulo 15).

Tercer mes

Aumenta tu fuerza vital

Añade un Descanso de Supervitalidad, bien a primera hora de la mañana, bien al principio de la tarde (capítulo 15).

- Tómate un zumo, recién exprimido, de brotes de trigo, si es posible. Si no lo tienes a mano, tómate cualquier otra fuente de clorofila «viva», como espinacas frescas o cualquier otra verdura de hoja oscura.
- Pasa por lo menos 5 minutos al aire libre, en plena naturaleza, practicando la técnica de Comer el Sol o, simplemente, paseando por algún lugar tranquilo y silencioso, por ejemplo junto a un río o en un parque (capítulo 11).

Cambia los hábitos de hambre de tu cuerpo

- Este mes haz un esfuerzo para tomar una cantidad mayor de comida durante el día, a mitad o al final de la tarde. Con el tiempo, entrenarás a tu cuerpo para que sienta más hambre durante el día y menos por la noche. Al final, tu cuerpo habrá adoptado la costumbre de comer y tener hambre cuando realmente necesitas la comida, en lugar de almacenarla toda la noche (capítulo 15).
- Acuérdate de beber mucha agua por la noche, ya que beber acallará los retortijones de hambre nocturnos.

Come cuando tengas hambre, no cuando estés programado para comer

Aunque es importante tomar un desayuno abundante y, al principio, tentempiés «de verdad» por la tarde, si no tienes hambre a la hora de cenar, no comas sólo porque es hora de cenar. No hay ninguna regla que diga que tenemos, absolutamente, que comer a la hora de las comidas. Si estás añadiendo más alimentos y *más sanos* a una hora más temprana del día y no tienes hambre por la noche, esto es lo mejor que te podría pasar. La ausencia de hambre por la noche es el medio que tiene el cuerpo de decirte que quiere perder peso. Deja que suceda así.

Por supuesto, si sales con la familia y los amigos, come y disfruta. Pero en las ocasiones en que estás en casa o no hay nada especial planeado y no tienes hambre, autorízate a perder peso. Acepta lo que tu cuerpo quiere; puedes comer siempre que quieras y lo que quieras. No comas sólo porque estés condicionado para hacerlo.

Esto es algo que hacen las personas «naturalmente delgadas»: se saltan muchas comidas. Siempre nos fijamos en toda la comida que comen las personas naturalmente delgadas, pero nunca prestamos atención a todas las veces en que no comen. No comen sencillamente porque su cuerpo no tiene hambre. Por lo tanto, si vas a comer como una persona naturalmente delgada, entonces *deja de comer* como si también lo fueras.

Cuarto mes

Activa la adaptación «Adelgaza o te comerán»

- A estas alturas, tu cuerpo lleva varios meses cambiando. Ya no quiere estar gordo. Tendrás mucha más energía, y quizá la tengas desde hace algún tiempo. Puede que quieras empezar a experimentar con una vida más al aire libre, activa y deportiva, y comprueba si te sienta bien. A lo mejor te encuentras con que te enganchas a algo y se convierte en una de las cosas más importantes de tu vida.

- Practica las visualizaciones descritas en el capítulo 16 para que te guste el ejercicio y para maximizar sus beneficios.
- Añade algunas tensiones buenas que harán que tu cuerpo quiera estar delgado; cualquier cosa que sea emocionante o excitante y que haga tiempo que querías hacer (capítulo 16).
- Convierte una tensión mala en otra buena. Cuando experimentes tensión en el trabajo o en cualquier otro momento, levántate y muévete (capítulo 16).

Utiliza la visualización para matar la adicción a la comida basura

La visualización es muy eficaz para eliminar el deseo de comer comida basura. Cuando hayas eliminado el deseo, eliminar la comida es como levar anclas. Te permitirá obtener todos los beneficios que comer bien tiene para perder peso, sin ninguna de las desventajas mentales, emocionales o bioquímicas de las dietas.

Si llegado este punto todavía te queda alguna adicción a la comida basura, prueba a practicar esta técnica de visualización. Es rápida, es fácil y es indolora. También es muy efectiva.

Técnica para matar la ansiedad por la comida

Técnica: Lo único que tienes que hacer es imaginarte comiendo algo que te gustaría dejar de comer, y luego imaginar que pasa algo repugnante mientras lo estás comiendo.

Como todos somos diferentes, tienes que decidir qué te resulta repulsivo.

A mí me repugnan los gusanos. Por eso, lo que hacía era imaginar que estaba comiendo un trozo de pan cuando, de repente, veía que estaba lleno de gusanos. Los veía retorciéndose dentro del pan, y podía sentir cómo se movían por mi boca. Luego imaginaba que escupía la comida y me daban náuseas y asco.

Eso es todo lo que tienes que hacer. Imagina una experiencia negativa y, al hacerlo, crearás una asociación negativa con el alimento en particular que quieres eliminar. No obstante, la clave para hacer que esa asociación negativa te acompañe toda la vida es hacerla cuando estás en el modo SMART (capítulo 5).

En el modo SMART, te vuelves tan impresionable como un niño. Un amigo mío venía a verme de vez en cuando y siempre le preparaba algo de comer. Observé que cada vez tenía una excusa para no comer lo que yo le había preparado. Finalmente se lo dije y me explicó que, en una ocasión, cuando era un chaval, uno de sus amigos le preparó un sándwich y, como broma, escupió dentro, en secreto.

Cuando ya se lo había comido, su amigo le dijo lo que había hecho. Este incidente dejó una huella tan indeleble en su mente que, durante 30 años, nunca ha podido comer nada que hubiera preparado uno de sus amigos. Piensa en la cantidad de comidas que se habrá perdido en esos 30 años, debido a aquel único incidente fortuito. Esto es lo que puede suceder cuando, de niño, tienes una experiencia negativa como ésta.

En el modo SMART, tu cerebro no puede diferenciar entre las experiencias reales y las imaginadas, así que, cuando visualizas en modo SMART, tu cerebro cree real y verdaderamente que lo que sea está sucediendo de verdad. ¡Por eso, cuando trabajes para matar un ansia de comida, cuanto más negativo seas, mejor! Y cuanto más desagradable sea la asociación, más útil será.

Una mujer me contó en una ocasión que los mejillones le daban náuseas porque, de niña, comió uno que estaba malo y se intoxicó. Así que le dije que imaginara que había mejillones en la comida. Le dio muy buenos resultados.

También es útil si la comida se parece a algo repulsivo. Por ejemplo, el azúcar se parece a vidrio molido. Puedes imaginar que comes un donut con una capa de azúcar y descubres que son pequeños trocitos de vidrio, vidrios que te cortan por dentro. Otra mujer me dijo que después de hacer esta asociación, ni siquiera podía pasar por delante de una pastelería sin sentir náuseas.

El chocolate es fácil, porque se parece a muchas cosas repugnantes, como la suciedad, el barro, o cosas que son demasiado asquerosas para mencionarlas. Cuanto más repugnante la escena, mayor será la impresión que se grabe en tu mente. Si imaginas que estás comiendo un helado de chocolate, por ejemplo, sólo para descubrir —cuando ya es demasiado tarde— que es una de esas cosas más repugnantes, quizá no puedas ni mirar el chocolate nunca más.

Cuando hayas practicado la visualización en el modo SMART unas cuantas veces, puedes hacer la práctica durante el día, normalmente despierto, y conseguir el mismo resultado. Siempre que veas la comida durante el día y sientas ansias de ella, vuelve a pasar la visualización en tu mente, y rápidamente sentirás repugnancia.

El momento para practicar esta técnica, si la necesitas, es *después de que hayas pasado unos meses eliminando las razones de que tu cuerpo quiera estar gordo.* Muy probablemente, no necesitarás ponerla en práctica, porque ya habrás empezado a sentir menos ansias de comida basura automáticamente. No obstante, si alguna vez quieres aplicarla, la técnica de «Matar la ansiedad por la comida» funciona rápidamente y le ha dado resultado a todas las personas a quienes se la he explicado.

Utilizando mi planteamiento, nunca renuncias a la comida a fuerza de voluntad, lo que haces es *eliminar el deseo* de comerla.

Adelante

Finalmente, mientras estés transformando tu cuerpo, SIGUE LO QUE TE DICTE EL CORAZÓN.

Si hay algo que tu corazón te pide que experimentes, escúchalo, confía en él y arriésgate.

Tienes que verte delgado todo el día

Siempre que pienses en ello durante el día, visualízate delgado. No importa lo que estés haciendo, aprovecha la oportunidad para imaginar que lo haces con un cuerpo delgado, «ideal».

Momento del día	PRIMER MES
Justo antes de irte a la cama	Mira la foto Visualiza: Tu cuerpo ideal *2 minutos*
Justo después de irte a la cama	Escucha el CD mientras te vas quedando dormido
Lo primero por la mañana, antes de levantarte	Visualiza: Tu cuerpo ideal *2 minutos*
Antes del desayuno	Bebe 2 vasos de agua con un probiótico
Desayuno	Toma un desayuno abundante Añade proteínas; omega-3; alimentos frescos, «vivos», y enzimas digestivas

Momento del día	SEGUNDO MES
Almuerzo	Come pausadamente Añade cualquier ensalada que te guste
Tentempié de la tarde	Añade algo «verdadero»
En algún momento del día	(Mejor por la mañana) Sesión de visualización en Modo START, *10 minutos*.
Suplementos	Omega-3 Suplementos multivitamínico y multimineral Añade alimentos «verdaderos» cuando sea posible
Agua	Antes de las comidas y los tentempiés, por la noche, y siempre que tengas sed.

Momento del día	TERCER MES
Justo antes de acostarte	Visualiza: 1. Tu cuerpo ideal 2. Tómate un descanso de Supervitalidad *2 minutos*
Justo después de lo anterior	Escucha un CD de pérdida de peso, si sigues queriendo hacerlo
Lo primero por la mañana, todavía acostado	Visualiza: 1. Tu cuerpo ideal 2. Visualiza el día que tienes por delante *1 minuto*
Antes del desayuno	Bebe 2 vasos de agua con un probiótico
Desayuno	Toma un desayuno abundante Añade proteínas; omega-3; alimentos frescos, «vivos», y enzimas digestivas
Almuerzo	Toma un almuerzo abundante con comida verdadera, y cambia tus hábitos de hambre comiendo más a media tarde.
Tarde	Descanso de supervitalidad *(10 minutos)*
Tentempié de la tarde	Añade algo «verdadero» Come más durante el día
Cena	Cena más temprano, si es posible Bebe más cantidad de agua por la noche
En algún momento del día	(Mejor por la mañana) Sesión de visualización en Modo START, *10 minutos*.
Suplementos	Omega-3 Suplementos multivitamínico y multimineral Añade alimentos «verdaderos» cuando sea posible
Agua	Antes de las comidas y los tentempiés, por la noche, y siempre que tengas sed.

Momento del día	CUARTO MES
Justo antes de acostarte	Visualiza: 1. Tu cuerpo ideal 2. Que estás físicamente activo al día siguiente *2 minutos*
Justo después de lo anterior	Escucha el CD periódicamente, según tus necesidades
Lo primero por la mañana, todavía acostado	Visualiza: 1. Tu cuerpo ideal 2. Que estás físicamente activo *1 minuto*
Antes del desayuno	Bebe 2 vasos de agua con un probiótico
Desayuno	Toma un desayuno abundante Añade proteínas, omega-3; comida fresca, «viva», y enzimas digestivas
Almuerzo	Continúa cambiando tus hábitos de hambre comiendo más durante el día
Tarde	Descanso de supervitalidad *(10 minutos)*
Cena	Cena más temprano si es posible Bebe más cantidad de agua por la noche
En algún momento del día	(Mejor por la mañana) Sesión de visualización en el Modo START, *10 minutos.*
Suplementos	Omega-3 CLA [ácidos linoleicos conjugados] Suplementos multivitamínico y multimineral Añade alimentos «verdaderos» cuando sea posible
En algún momento del día	Reconecta con estar físicamente activo Haz algo con lo que disfrutes Descansa por lo menos tres días a la semana
Agua	Antes de las comidas y los tentempiés, por la noche, y siempre que tengas sed.

Momento del día	PROGRESANDO
Justo antes de acostarte	Visualiza: 1. Tu cuerpo ideal 2. Tu vida ideal *1 minuto*
Lo primero por la mañana, todavía acostado	Visualiza: 1. Tu cuerpo ideal 2. Tu vida ideal *1 minuto*
En algún momento del día	Continúa con los hábitos positivos que has adquirido
Un último consejo	Vive una vida activa y vibrante CONFÍA EN TU CORAZÓN Y SIGUE SUS DICTADOS

Nota

1. Por favor, ve a http://www.gabrielmethod.com/beyondwords para las instrucciones sobre cómo encargar o descargarte el CD *The Gabriel Method Evening Visualization.*

19

¿Con cuánta rapidez perderé peso?

Como ahora ya sabes, el Método Gabriel no es una dieta. El señuelo de todas las dietas es lo rápido que perderás peso. Pero nadie habla nunca del efecto de rebote que se produce cuando dejas la dieta. El Método Gabriel no es una dieta; no es algo que ahora tomas y luego dejas. Ni siquiera es realmente un programa. Es un concepto y un método. El concepto es sencillo: mientras tu cuerpo quiera estar gordo, te *obligará a estar gordo*, y cuando tu cuerpo quiera estar delgado, te *obligará a estar delgado*. El método se orienta a eliminar las razones de que tu cuerpo quiera estar gordo y solucionar tus problemas para siempre. Lo rápido que pierdas peso dependerá de tus circunstancias particulares.

Si llevas toda la vida luchando contra la obesidad y tienes una larga historia de dietas, te llevará algún tiempo deshacer los problemas hormonales y químicos, así como los emocionales y mentales. Es muy probable que tu cuerpo haya perdido la capacidad de quemar grasas eficazmente. Es una habilidad que lleva tiempo recuperar. Al principio puede que pierdas peso lentamente, o que no lo pierdas en absoluto.

De hecho, incluso es posible que las primeras semanas aumentes de peso, como efecto de rebote al salir del hambre crónica causada por años de dietas y de pasar privaciones.

No obstante, después de unas semanas descubrirás que, aunque comas lo que quieras, el tipo de alimentos que ansías son mucho más sanos y no piensas tanto en la comida. Cuando esto suceda, empezarás a perder peso sistemáticamente.

Entonces pasa algo realmente increíble. Al eliminar las razones que hacen que tu cuerpo crea que necesita estar gordo, empezarás a perder peso, más y más rápido. Cuando tu cuerpo quiere estar delgado, se vuelve muy eficaz quemando grasas; se convierte en una máquina quemadora de grasa. Cuanto más delgado quiera estar tu cuerpo, más rápido perderás peso. Por esta razón, el ritmo al que vas adelgazando puede acelerarse justo hasta el final.

Esto no quiere decir que no experimentes estancamientos, pero si mides el ritmo al que pierdes peso, a la larga verás que lo pierdes más deprisa.

Una vez que hayas perdido el peso que te gustaría perder, te será fácil mantener tu peso ideal porque no habrás estado sometido a ninguna dieta que ahora quieras abandonar; no te has estado privando de nada. Sólo has estado transformando tu cuerpo haciendo que *quiera* y *necesite* estar delgado. Al hacerlo, habrás adquirido unos hábitos positivos de comida y modo de vida que te durarán para siempre.

Rápido y flojo

Otra gran razón para perder peso de esta manera es que la piel estará más tensa cuando el peso haya desaparecido. Cuando tratas de forzarte a perder peso rápidamente con una dieta muy estricta o mediante la cirugía, puedes acabar con una piel excesivamente floja. Esto es debido a que el estrés de obligarte a perder peso aumenta tus niveles de cortisol, y el cortisol hace que la piel pierda flexibilidad. El Método Gabriel es una forma de bajo estrés para perder peso que te ayuda a reducir tus niveles de cortisol y conserva la piel tan elástica como es posible.

Los aspectos desintoxicantes, rejuvenecedores y revitalizadores de mi enfoque también ayudarán a que tu piel responda bien a la pérdida de peso, igual que hará la visualización. De hecho, todo lo relacionado con perder peso de esta manera ayuda a garantizar que, una vez que el peso haya desaparecido, tu piel sea más sana, más firme, vibrante y elástica.

Por lo tanto y por todas estas razones, no deberías preocuparte por cuán rápido pierdes peso; debes centrarte en eliminar todo el tejido «graso» por completo y crear el cuerpo de tus sueños.

Empieza esta noche

Empezar es fácil y puedes hacerlo ya desde esta noche. Primero, descárgate el CD del Método Gabriel. Luego, cuando te vayas a dormir, haz un poco de visualización. Además de visualizar tu cuerpo ideal, visualiza que mañana vas a la tienda y compras algunas de las cosas que necesitarás para el primer mes.

Lista para el primer mes

- una foto de tu cuerpo ideal
- Probióticos
- Enzimas digestivas
- Suplementos multivitamínico y multimineral
- Suplementos omega-3
- Productos frescos, de preferencia cultivados localmente, de temporada y de cultivo ecológico

Consulta en mi sitio *web* las recetas superdeliciosas y supernutritivas, y otras cosas que quizá quieras adquirir, como semillas de lino, aceite de semillas de lino, proteínas de suero y xylitol.

Si das el primer paso esta noche, habrás hecho lo más difícil que tendrás que hacer: vencer la inercia. Cuando hayas vencido la inercia, se creará un impulso positivo en tu vida y te habrás puesto en marcha para transformar tu cuerpo... y quizás incluso tu vida.

Todo puede suceder con un simple paso. ¡Empieza esta noche!

Apéndice:

La química de los programas FAT

Este Apéndice es principalmente para los lectores que tienen una formación o una orientación científicas. Presupone unos ciertos conocimientos previos de bioquímica.

«Programas FAT» es el término que uso para describir un perfil metabólico que puede causar un cambio en el «mecanismo de control» interior del cuerpo, que le indica a éste que necesita engordar por razones de autoconservación y supervivencia.

La leptina y el mecanismo interno de control

La leptina es una hormona producida por nuestras células grasas. Entre otras cosas, le comunica al cerebro la cantidad de grasa que tiene el cuerpo.

Desde su descubrimiento en 1994, el papel de la leptina ha alterado radicalmente el campo de la fisiología metabólica. Se considera que es la hormona maestra que regula el peso del cuerpo. Causa una sensación de saciedad,[1] reduce las ansias de azúcar,[2] le indica a la tiroides que acelere el metabolismo[3] y le indica al hígado que empiece a quemar grasas.[4]

El efecto global es que cuando los niveles de leptina suben, comemos menos, quemamos más calorías y quemamos grasa muy fácilmente. Es por esta razón por lo que cuando se descubrió, allá en 1994, se pensó que tenía el potencial de solucionar la epidemia de obesidad.

Se modificaron algunas ratas para que fueran incapaces de producir leptina. Estos animales estaban insaciablemente hambrientos y, con el tiempo, llegaron a pesar tres veces su peso normal.[5] Al administrarles leptina, perdieron peso en un grado dependiente de la dosis; cuanta más leptina les daban, más adelgazaban.[6] Un raro fallo genético en los humanos que provoca una deficiencia de leptina, también causa una obesidad grave y responde eficazmente al tratamiento con esta hormona.[7]

Por desgracia, el entusiasmo despertado por esta sustancia pronto disminuyó porque, con la excepción de los raros casos que tenían ese defecto genético de leptina, administrársela a las personas obesas producía poco o ningún efecto. Casi todos los individuos obesos tenían ya unos niveles elevados de leptina, simplemente porque cuanto más gordo estás, más leptina producen las células grasas. El problema con las personas crónicamente obesas no es que tengan muy poca leptina, sino que se han vuelto insensibles a ella. Su cuerpo no la escucha, y las células pertinentes no responden ni reaccionan a esta hormona como deberían. El término técnico para esta sordera química es «resistencia a la leptina».

El efecto global de la resistencia a la leptina es el mismo que tener poca o ninguna cantidad de ella. Cuanto más grave sea esa resistencia, más engordará esa persona.

La respuesta no está en más leptina, sino en lograr que el cuerpo vuelva a escucharla; es decir, que se vuelva más sensible a ella. Cuanto más sensible seas a la leptina, más adelgazarás.

Las personas sensibles a la leptina:

- Sienten menos hambre
- Se sienten saciadas muy rápidamente

- Ansían menos alimentos azucarados
- Tienen un metabolismo más rápido
- Tienen más energía
- Conservan la capacidad de quemar grasas eficazmente

Así que la clave para determinar lo gordo o delgado que alguien estará reside en lo sensible o resistente que su cuerpo sea a la leptina.

El mecanismo de control del cuerpo

Muchos investigadores opinan que la leptina tiene un papel preponderante en el manejo del «mecanismo interno de control» del cuerpo. Según la teoría del mecanismo interno, el cuerpo tiene un peso ideal en el que quiere estar y que tratará de mantener. Si el peso excede de lo fijado en el mecanismo de control del cuerpo, el hambre disminuirá y comerás menos hasta que el peso vuelva a lo fijado en tu mecanismo de control. Si el peso es inferior a lo fijado, tendrás hambre y comerás más hasta que el peso vuelva a alcanzar el nivel deseado por el mecanismo de control.

Muchas personas que creen en ese mecanismo de control interno, adoptan una visión fatalista y dicen que la suya es una cifra que no se puede alterar. No obstante, tiene más sentido pensar que lo fijado por nuestro mecanismo de control esté determinado no sólo por la genética, sino también por factores de estrés medioambientales y emocionales; es decir, que ese mecanismo oscila, dependiendo del estrés para sobrevivir que hay en nuestra vida.

Un estudio realizado por un equipo dirigido por M. Dallman respalda con fuerza la idea de que nuestro mecanismo interno depende en gran medida del estrés.[8] En ese estudio, los investigadores conectaron a las ratas unos electrodos que simulaban bioeléctricamente el estrés crónico, de bajo nivel, de la experiencia humana moderna. A continuación, las ratas podían elegir entre tomar comida normal o comida alta en calorías, y beber agua normal o agua azucarada.

Las ratas estresadas eligieron la comida alta en calorías y el agua azucarada antes que su dieta normal. También aumentaron mucho de peso. Las ratas de control eligieron su comida normal y no aumentaron de peso. Además, cuando se les retiraron los electrodos, volvieron a su comida normal y, finalmente, recuperaron su peso normal. El estrés había modificado temporalmente su mecanismo interno de control, y, al eliminar el estrés, ese mecanismo volvió a su punto normal.

Creo que nuestro mecanismo interno de control determina nuestra sensibilidad a la leptina. Siempre que el cuerpo altera ese mecanismo, lo único que tiene que hacer para imponer ese cambio es ajustar su nivel de sensibilidad a la leptina. Si el cuerpo decide, por motivos de supervivencia, que el mecanismo debe inclinarse hacia engordar, te hará resistente a la leptina. Siempre que el cuerpo decida que es más ventajoso estar delgado, volverá a ser sensible a la leptina. Realmente, es un programa muy simple y elegante.

En este libro, cuando digo que «el cuerpo ha activado los Programas FAT», lo que quiero decir es que ese mecanismo interno de control se ha inclinado hacia engordar y, en consecuencia, las zonas pertinentes del cerebro y el cuerpo se han hecho resistentes a la leptina.

Qué pone en marcha los programas FAT

Ahora bien, la pregunta es: ¿qué hace que nuestro mecanismo cambie y que nuestro cuerpo se vuelva más o menos sensible a la leptina? En otras palabras, ¿qué controla los programas FAT?

Hay una serie de señales químicas y hormonales que pueden provocar o influir en la resistencia a la leptina. Entre ellas están las siguientes:

- Niveles de cortisol crónicamente elevados (sea los niveles de cortisol en el plasma,[9] o intracelularmente, en los tejidos adiposos[10])
- Elevado nivel de triglicéridos.[11]
- Resistencia a la insulina.[12]
- Citoquinas proinflamatorias, como el factor de necrosis tumoral alfa (FNTalfa), la interleukina-6, y la proteína c-reactiva.[13]

El cortisol y la resistencia a la leptina

La relación entre el cortisol y la resistencia a la leptina es innegable. Una dolencia llamada Síndrome de Cushing causa unos niveles crónicamente elevados de cortisol en la sangre. Las personas que padecen el Síndrome de Cushing son característicamente obesas y resistentes a la leptina.[14] Igualmente, las personas que toman una medicación que eleva artificialmente los niveles de cortisol presentan las mismas características de obesidad y muestran resistencia a la leptina. No obstante, cuando dejan de tomar la medicación, la situación se invierte.

La relación entre el cortisol y la leptina va incluso más allá. Las ratas a las que se ha extirpado la glándula suprarrenal son incapaces de producir cortisol. Estas ratas no engordan fácilmente ni se vuelven resistentes a la leptina. Si se les administra cortisol por vía intravenosa, engordan y se hacen resistentes a la leptina, en un grado dependiente de la dosis.[15] Es decir, cuanto más cortisol se les da a lo largo del tiempo, más gordas y resistentes se vuelven a la leptina.

Aunque la relación entre el cortisol y la resistencia a la leptina es ampliamente reconocida, con frecuencia se la descarta. Las razones son que la mayoría de personas gordas no tienen unos niveles de cortisol apreciablemente elevados. No obstante, la relación entre niveles de cortisol elevados y la resistencia a la leptina se extiende más allá de los niveles de cortisol en plasma.

Los niveles de cortisol pueden ser elevados intracelularmente. Es posible que unos niveles elevados dentro de las células no aparezcan en la sangre, la saliva o los análisis de orina, lo cual hace que los profesionales descarten esta relación con demasiada rapidez. La enzima 11-beta-hidroxiesteroide-deshidrogenasa-1 (11-BHSD-1), presente en algunas células del hígado, del cerebro y la grasa, convierte la cortisona inactiva en cortisol activo, aumentando el nivel de cortisol en el interior de la célula.[16] La expresión excesiva de la enzima 11-BHSD-1 puede causar una especie de hipercorticolismo intracelular.

Los estudios han demostrado que la enzima 11-BHSD-1 es muy activa en las células grasas de la mayoría de personas obesas.[17] Los estudios realizados con ratones también han demostrado que, cuando esta enzima está activa en exceso, el resultado será la obesidad y la resistencia a la leptina.[18] Qué es lo que hace que el cuerpo active la enzima es una cuestión que muchos expertos están tratando de averiguar. Los investigadores, respaldados por una financiación importante, apuntan a ella como posible tratamiento contra la obesidad. Debido a la leptina, muchas personas llaman a la obesidad «Síndrome de Cushing de las células grasas».[19]

Resistencia a la leptina y triglicéridos

Un interesante estudio realizado en 2004 mostraba que los triglicéridos pueden causar un tipo de resistencia a la leptina al unirse a ella en la corriente sanguínea e impedirle que cruce la barrera sangre-cerebro.[20]

Como resultado, el cerebro recibe una valoración inexacta de la cantidad real de la enzima que circula en el torrente sanguíneo. Dado que muchos de los receptores de leptina en el tronco cerebral están antes de la barrera sangre-cerebro, está claro que este no es el único mecanismo en juego. Sin embargo, sin duda tendría algún efecto en la regulación homeostática de la energía cerebral y podría fácilmente causar un cambio en el mecanismo de control.

Resistencia a la insulina y resistencia a la leptina

La resistencia a la insulina y a la leptina también guardan una estrecha correlación con la obesidad. Aunque la resistencia a la leptina puede causar resistencia a la insulina, lo contrario también puede ser cierto. Los estudios han demostrado que la insulina puede activar la expresión del supresor del gen señalizador de las citoquinas 3 (SOCS3) en ciertas células.[21] Activar el SOCS3 en los núcleos arcuato y paraventricular del hipotálamo puede causar la resistencia a la leptina impidiendo la señalización en la corriente descendente.

La resistencia a la insulina lleva a la hiperinsulinemia, es decir, niveles crónicamente elevados de insulina. La hiperinsulinemia podría entonces conducir a una resistencia a la leptina. Es interesante observar que unos niveles de cortisol crónicamente elevados, tanto en plasma como intracelulares, pueden causar unos triglicéridos elevados y la resistencia a la insulina.[22]

Citoquinas proinflamatorias y resistencia a la leptina

TNF-A e IL-6 han demostrado activar la expresión de la enzima 11-BHSD-1 en ciertas células grasas[23] y causar la resistencia a la insulina.[24] También pueden aumentar la expresión del gen SOCS3 en ciertas células.[25]

El perfil metabólico de la obesidad

Casi todas las personas obesas son resistentes a la leptina, y es característico que tengan unos niveles elevados de cortisol (sea en el suero sanguíneo o intracelular), triglicéridos altos, resistencia a la insulina e hiperinsulinemia. Las citoquinas proinflamatorias ya mencionadas también se consideran biomarcadores de la obesidad.

Relación entre la respuesta al estrés provocado por la hambruna y la temperatura, y la obesidad

El hambre y el frío son tensiones medioambientales que favorecen la acumulación y conservación de grasa por razones de supervivencia. La exposición crónica a la hambruna y/o al frío extremo deberían, en teoría, hacer que el cuerpo quisiera engordar y ser la causa de que el mecanismo interno de control cambie. De hecho, los estudios respaldan esta idea. Por ejemplo, las ratas expuestas al frío durante los dos primeros meses de vida son más gordas de lo normal cuando adultas.[26] Esto indica que la exposición crónica al frío hizo que su mecanismo de control interno variara. Es interesante que un estudio realizado con más de 4.000 mujeres en Gran Bretaña descubriera que las nacidas durante los meses más fríos del invierno eran más susceptibles a tener resistencia a la insulina y más adelante unos niveles de triglicéridos más elevados.[27]

De muchas maneras, tanto la hambruna como la exposición al frío crean un perfil metabólico parecido a la obesidad de nuestros días. Específicamente, el estrés derivado de la hambruna y las temperaturas frías causa elevados niveles de cortisol, tanto en plasma[28] como intracelulares, mediante una expresión incrementada del 11-BHSD-1,[29] así como unos triglicéridos elevados[30] y resistencia a la insulina.[31]

En presencia de estas tensiones, el cuerpo envía unas claras señales químicas que hacen que se vuelva más resistente a la leptina.

Los cambios químicos descritos arriba, que pueden causar o contribuir a la resistencia a la leptina, son parte de lo que yo considero una respuesta de estrés única al hambre y el frío. Como resultado, el cuerpo está programado para reaccionar a estas señales haciéndose resistente a la leptina. Estas señales químicas le comunican al cuerpo que nos estamos muriendo de hambre o que, por alguna razón, nos interesa estar más gordos; por ello, nuestro mecanismo interno de control cambia en consecuencia.

Hoy experimentamos unos niveles crónicamente elevados de cortisol, triglicéridos y citoquina proinflamatoria, además de una resistencia a la insulina e hiperinsulinemia debido a una serie de situaciones de estrés medioambientales y emocionales que son exclusivas de la vida moderna.

Lo que bien podría estar sucediendo es que el estrés de la vida moderna esté creando el mismo perfil metabólico que el hambre perpetua y/o el frío, engañando al cuerpo para que active antiguos dispositivos de supervivencia que hacen que nuestro mecanismo interno de control se incline hacia la acumulación de grasa.

Cuando este perfil químico está presente, el cuerpo reacciona como si tuviera mucha hambre, pese a la presencia de comida sin límite. Que se active la respuesta al estrés del hambre en presencia de alimentos ilimitados es una situación en la que el cuerpo no se ha encontrado ni previsto nunca antes.

A continuación se produce un círculo vicioso. Los altos niveles de leptina causan la resistencia a la leptina, de forma que cuanto más gordo estés, más resistente a la leptina te vuelves. La resistencia a la insulina, en presencia de alimentos ilimitados, causa hiperinsulinemia, y ésta hace que el cuerpo se vuelva muy eficiente fabricando grasas y resistiéndose a quemarlas, dado que la insulina activa las enzimas lipogénicas (que producen grasas) y suprime las enzimas glucagón y lipolíticas (que utilizan las grasas).

A este perfil metabólico lo llamo la respuesta al estrés de la «Hambruna y Temperatura», o la respuesta al estrés FAT.

Lucha o FAT (fight or FAT)

Hay una diferencia entre la respuesta «lucha o huye» *(fight or flight)* y la respuesta FAT.

Por razones obvias, la respuesta FAT es diametralmente opuesta a la de «lucha o huye», en lo que se refiere a la leptina. El estrés de huir de un depredador debería hacer que el cuerpo se adaptara siendo tan delgado como fuera posible para minimizar los riesgos asociados a futuros ataques. La activación de la respuesta de «lucha o huye» debería, en teoría, hacer que el mecanismo de control oscilara en dirección opuesta y, por lo tanto, hubiera un aumento de la sensibilidad a la leptina (opuesta a la resistencia a la leptina). El hecho de que las situaciones agudas de estrés, como el ejercicio, lleven a unos niveles reducidos de cortisol y triglicéridos, así como a un aumento de la sensibilidad a la insulina, respalda con fuerza esta idea.

La respuesta de «lucha o huye» es el término común para la reacción ante el estrés conocida como eje hipotálamo-pituitario-adrenal (eje HPA). Muy posiblemente, el factor que determina la manera en que el cuerpo se adaptará a un estrés dado —en lo que se refiere a la leptina— es si la respuesta se inicia en el hipotálamo por la emisión de la hormona liberadora de corticotropina (CRH).

En la respuesta típica de «lucha o huye», los niveles de CRH son elevados,[32] y esto inicia el eje HPA. Este tipo de respuesta al estrés no causará niveles elevados de cortisol, ya que existe un bucle de retroacción negativa entre el cortisol y la CRH. Además, se ha demostrado que la CRH aumenta la sensibilidad a la leptina,[33] y se la ha asociado con la pérdida de apetito y el efecto anoréxico de la rueda de andar.[34] Así pues, la tradicional respuesta de «lucha o huye» ante el estrés puede hacer adelgazar, como se podría esperar.

No obstante, si la respuesta al estrés soslaya el hipotálamo y la CRH, se pierde el bucle de retroacción negativa y se puede producir una cascada no regulada de cortisol. Entre los ejemplos de estrés que provocan esa cascada están la «red de respuesta al estrés crónico», donde la amígdala produce ACTH, como sucede con las ratas de Dallman; una pituitaria demasiado activa, como en el síndrome de Cushing; y la expresión excesiva de la enzima 11-BHSD-1. Se ha demostrado que todas estas respuestas al estrés causan obesidad.

Es significativo que los estudios sobre el hambre revelen una clase parecida de respuesta al estrés. Mientras que la privación de comida eleva los niveles de cortisol, los de CRH se reducen[36, 37] o no cambian.[38] Es evidente que algún mecanismo, diferente de la CRG al iniciar el eje HPA, eleva los niveles de cortisol.

Además, también se ha demostrado que los niveles de CRH-BP, una hormona que *inhibe* la acción de la CRH, son elevados tanto en los casos de hambre como en los de obesidad de las ratas.[39] Así que tanto en la obesidad como en el hambre, la respuesta al estrés no es la «normal» del eje HPA de lucha o huye.

La obesidad se caracteriza, con frecuencia, por un funcionamiento «anormal» del eje HPA. Pero es posible que no sea realmente anormal, sino sólo una respuesta diferente al estrés; una respuesta de hambre o FAT, no de lucha o huye.

Estrés mental y emocional

Se suele suponer que la respuesta comodín de nuestro cuerpo al estrés emocional y mental es la de luchar o huir, y el razonamiento es que nuestro cuerpo interpreta que todos los peligros mentales y emocionales son una especie de depredador. Pero este supuesto parece excesivamente simplista y está totalmente infundado, además de ser imposible de demostrar.

El cuerpo, sin duda, interpreta todo el estrés mental y emocional como si fuera un tipo de amenaza física. Pero, ¿quién puede decir qué tipo de amenaza física? El cuerpo podría estar interpretando que el estrés es un depredador, el hambre, el frío, o cualquier otro tipo de peligro físico.

El hambre y el frío tienen sus propias y exclusivas respuestas al estrés. Es estrés, pero está claro que no es un estrés de luchar o huir. El cuerpo debería reaccionar de forma diferente ante la amenaza de un depredador que ante el peligro de morir de hambre. En teoría, las respuestas de adaptación apropiadas a estos dos peligros son antagónicas por naturaleza.

Decir que el cuerpo interpreta que un tipo de estrés emocional es la amenaza de morir de hambre no es menos creíble que decir que interpreta que ese estrés es el de un depredador. Ambas ideas se basan en la misma idea teórica fundamental de que el cuerpo percibe que el estrés emocional es estrés físico. La cuestión no ha sido investigada a fondo. Y, en cualquier caso, dada la naturaleza de la cuestión, en el momento presente y en gran medida, es imposible de responder.

No obstante, si el estrés mental puede activar la respuesta de luchar o huir, no es ilógico suponer que también pueda activar la respuesta FAT. Ambas son reacciones programadas ante amenazas físicas. Por lo tanto, deberían ser también la respuesta programada del cuerpo a las amenazas imaginadas.

Esto ofrece una explicación mucho más plausible a por qué el estrés emocional puede provocar un aumento de peso en algunos casos, y una pérdida de peso en otros. Los médicos y los investigadores culpan con frecuencia al estrés de las fluctuaciones súbitas y drásticas de peso. Exactamente el mismo estrés emocional podría llevar a una obesidad mórbida en una persona, y a la anorexia en otra.

La explicación de que el cuerpo está simplemente interpretando el estrés de una manera y no de otra es mucho más clara que las que suelen darse, como un fallo en el buen funcionamiento del eje HPA debido al agotamiento, o a que la activación crónica del eje HPA hace que el cortisol permanezca en la corriente sanguínea más tiempo.

Una explicación más lógica es que diferentes tipos de estrés, en personas diferentes, causan diferentes respuestas al estrés. En el ejemplo de la anorexia, el cuerpo interpreta el estrés como un ataque constante de un depredador del que hay que escapar, con el resultado de una sensibilidad extrema a la leptina. En el otro extremo, la obesidad, el cuerpo interpreta que el estrés es crónico, una hambruna o un frío extremos. Esto da un poco más de crédito a la capacidad del cuerpo para intentar comprender y diferenciar un tipo de peligro mental o emocional de otro.

Así pues, la cuestión de cómo el cuerpo interpreta el estrés adquiere una importancia primordial. Esto nos lleva a la conexión mente-cuerpo, un campo de los estudios científicos que está todavía en pañales. Es probable que muchas de las cuestiones que plantea la conexión mente-cuerpo permanezcan en los dominios de la conjetura en el futuro inmediato.

Notas

1. Véase J. Freidman y J. Halaas, «Leptin and the regulation of body weight in mammals», *Nature* 395, Nature Publishing Group, 22 octubre 1998, págs. 763-770.
2. Véase H. Miura, K. Kawai, K. Nakashima, K. Sugimoto y Y. Ninomiya, «Leptin is a modulator of sweet taste sensitivities in mice», *Proceedings of The National Academy of Sciences of the United States of America*, 97, n.º 20, 26 septiembre 2000, págs. 11044-11049.
3. Véase A. Magnano, D. Bloomfield y cols., «Low-dose leptin reverses skeletal muscle, autonomic and neuroendocrine adaptations to maintenance of reduced weight», *The Journal of Clinical Investigation* 115, n.º 12, American Society for Clinical Investigation, diciembre 2005, págs. 3579-3586.
4. Véase J. Friedman, «Research identifies enzyme involved in fat storage», Sitio *web* Howard Hugues Medical Institute Research, 12 julio 2002, http://www.hhmi.org/news/friedman4.html.
5. Véase nota 1.
6. Ibíd.

7. Ibíd.

8. Véase F. Gomez, M. Dallman y cols., «Chronic stress and obesity: A new view of "confort food"», *Proceedings of the National Academy of Sciences of the United States of America* 100, n.º 20, 26 septiembre 2000, págs. 11696-11701.

9. Véase G. D. Chusney, J. C. Pickup y M. B. Mattock, «The innate immune response and type 2 diabetes: Evidence that leptin is associated with a stress-related (acute-phase) reaction», *Clinical Endrocrinology* 52, n.º 1, Society for Clinical Endocrinology, enero 2000, págs. 107-112.

10. Vía la activación de la enzima 11-HHSD-1, que convierte la cortisona inactiva en cortisol en ciertas células.

11. Véase A. B. Coon, A. Moinuddin y cols., «Triglicerides Induce Leptin Resistance at the Blood-Brain Barrier», *Diabetes* 53, n.º 5, American Diabetes Association, mayo 2004, págs. 1253-1260.

12. Véase B. Emanuelli, C. Filloux, D. Hilton, E. Van Obberghen y P. Peraldi, «Insulin induces suppressor of cytokine signaling-3 tyrosine phosphorylation through Janus-activates kinase», *Journal of Biological Chemistry* 276, n.º 27, American Society for Biochemistry and Molecular Biology, 6 julio 2001, págs. 24614-24620.

13. Véase B. Wisse, «The inflammatory syndrome: The role of adipose tissue cytokines in metabolic disorders linked to obesity», *Journal of the American Society of Nephrology* 15, n.º 11, noviembre 2004, págs. 2792-2800.

14. Véase H. Katner, L. Kirk, R. Hash y T. Jones, «Cushing's disease: Clinical manifestations and diagnostic evaluation», *American Family Physician* 62, n.º 5, American Academy of Family Physicians, septiembre 2001.

15. Véase A. Sainsbury, B. Jeanrenaud, F. Rohner-Jeanrenaud, I. Cusin y K. E. Zakrzewska, «Glucocorticoids as counterregulatory hormones of leptin: Toward an understanding of leptin resistance», *Diabetes*, 46, n.º 4, American Diabetes Association, abril 1997, págs. 717-719.

16. Véase I. J. Bujalska, P. M. Stewart y S. Kumar, «Does central obesity reflect Cushing's disease of the omentum?», *The Lancet* 349, n.º 9060, Elsevier, 26 abril 1997, págs. 1210-1213.

17. B. R. Walker, «We can cure Cushing's syndrome, so can we cure the metabolic syndrome?», *Society of Endrocrinology Annual Meeting London*, Reino Unido, 2001», Sitio web Endocrine Abstracts; http://www.endocrine-abstracts.org/ea/0002/ea0002sp9.htm

18. Espindola-Antunes, Daniela, y Claudio E. Kater, «Adipose tissue expression of 11ß-hydroxyseroid dehydrogenase type 1 in Cushing's syndrome and in obesity», *Arquivos Brasileiros de Endocrinologia & Metabiologia* 51, n.º 8, noviembre 2007, págs. 1397-1403.

19. Véase nota 16.
20. Véase nota 11.
21. Véase nota 12.
22. Véase T. Reinehr y W. Andler, «Cortisol and its relation to insulin resistance before and after weight loss in obese children», *Hormone Research* 62, n.º 3, Karger, 2004, págs. 107-112.
23. Véase A. Strain, C. Burt y cols., «Regulation of expression of 11ß-hydroxysteroid dehydrogenase type 1 in adipose tissue: Tissue-specific induction by cytokines», *Endocrinology* 142, n.º 5, The Endocrine Society, mayo 2001, págs. 1982-1989.
24. Véase C. Lang, D. Dobrescu y G. Bagby, «Tumor necrosis factor impairs insulin action on peripheral glucose disposal and hepatic glucose output», *Endocrinoly* 130, n.º 1, The Endocrine Society, enero 1992, págs. 43-52.
25. Véase C. Bjørbaek, H. Shi, I. Tzameli y J. Flier, «Suppressor of cytokine signaling 3 is a physiological regulator of adipocyte insulin signaling», *Journal of Biological Chemistry* 279, n.º 33, American Society for Biochemistry and Molecular Biology, 13 agosto 2004, págs. 34733-34740.
26. Véase C. White, D. Braymer, D. York y G. Bray, «Effect of a high of low ambient perinatal temperature on adult obesity in Osborne-Mendel and S5B/Pl rats», *American Journal of Physiology- Regulatory, Integrative and Comparative Physiology* 288, American Physiological Society, 2005, R1376-R1384.
27. Véase D. Lawlor, G. Smith, R. Mitchell y S. Ebrahim, «Temperature at birth, coronary heart disease an insulin resistance: Cross sectional analysis of the British women's heart and health study», *Heart 90*, BMJ Publishing Group, 2004, págs. 381-388.
28. Véase «Hormones, proteines and carbohydrates in the adaptation to starvation», UCLA Center for Human Nutrition: Basic Principals of Nutrient Metabolism.
29. Véase G. Holder, J. Moore, J. Tomlinson, L. Shakespeare, P. Clark y P. Stewart, «Weight loss increases 11ß-hydroxysteroid dehydrogenase type 1 expression in human adipose tissue», *The Journal of Clinical Endocrinology & Metabolism* 89, n.º 6, The Endocrine Society, 2004, págs. 2711-2716.
30. Véase K. D. Buchanan, R. W. Henry y R. W. Stout, «Triglyceride metabolism in acute starvation: The role of secretin and glucagon», *European Journal of Clinical Investigation* 6, n.º 2, Blackwell Publishing, marzo 1976, págs. 179-185.
31. Véase A. Kubena, F. Duska, I. A. Macdonald y M. Andel, «Effects of acute starvation on insulin resistance in obese patients with and without type 2

diabetes mellitus», *Clinical Nutrition* 24, n.º 6, Elsevier, diciembre 2005, págs. 1056-1064.

32. Véase M. F. Dallman, «Stress update: Adaptation of the hypothalamic-pituitary-adrenal axis to cronic stress», *Trends in Endocrinology and Metabolism* 4, n.º 2, Elsevier, marzo 1993, págs. 62-69.

33. Véase J. Flier, «What's in a name? In search of leptin's physiologic role», *The Journal of Clinical Endocrinology & Metabolism* 83, n.º 5, The Endocrine Society, 1998, págs. 1407-1413.

34. Véase D. Richard y S. Rivest, «Involvement of corticotropin-releasing factor in the anorexia induced by exercise», *Brain Research Bulletin* 25, Elsevier, julio 1990, págs. 169-172.

35. Véase nota 8 más arriba.

36. Véase M. Schwartz y R. Seeley, «Neuroendocrine responses to starvation and weight loss», Seminarios de Medicina del Beth Israel Deaconess Medical Center, *The New England Journal of Medicine*, 336, n.º 25, 19 junio 1997, págs. 1802-1811.

37. Véase L. S. Brady, M. A. Smith, P. W. Gold y M. Herkenham, «Altered expression of hypothalamic Neuropeptide mRNAs in food-restricted and food-deprived rats», *Neuroendocrinology* 52, 1990, págs. 441-447.

38. Véase H. Inoue, J. Kageyama, K. Hashimoto, S. Suemaru, T. Hattori y Z. Ota, «Starvation-induced changes in rat brain corticotropin-releasing factor (CRF) and pituitary-adrenocortical response», *Life Science* 39, 1986, págs. 1161-1166.

39. Véase Y. Deshaies, D. Richard, E. Timofeeva y F. Picard, «Corticotropin-releasing hormone-binding protein in brain and pituitary of food-deprived obese (fa/fa) Zucker rats», *American Journal of Physiology-Regulatory, Integrative and Comparative Physiology* 277, American Physiological Society, 1999, R1749-R1759.